CONTRIBUTION A L'ÉTUDE

DU

TRAITEMENT

DES

ANKYLOSES VICIEUSES

DE LA HANCHE

PAR

Le Dr Maurice COVILLE

ANCIEN INTERNE DES HOPITAUX DE PARIS
ANCIEN INTERNE DES HOPITAUX DE REIMS
LAURÉAT DE L'ÉCOLE DE MÉDECINE DE REIMS

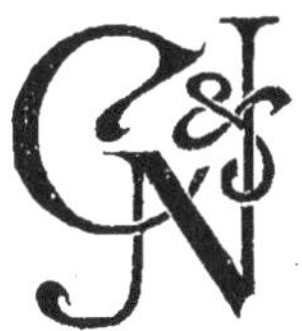

PARIS

GEORGES CARRÉ ET C. NAUD, ÉDITEURS

3, RUE RACINE, 3

1899

CONTRIBUTION A L'ÉTUDE

DU

TRAITEMENT

DES

ANKYLOSES VICIEUSES DE LA HANCHE

PAR

Le Dr Maurice COVILLE

ANCIEN INTERNE DES HOPITAUX DE PARIS
ANCIEN INTERNE DES HOPITAUX DE REIMS
LAURÉAT DE L'ÉCOLE DE MÉDECINE DE REIMS

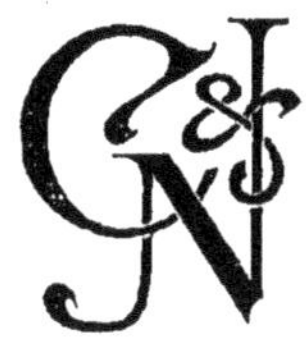

PARIS

GEORGES CARRÉ ET C. NAUD, EDITEURS

3, RUE RACINE, 3

—

1899

A LA MÉMOIRE DE MON PÈRE

A MA MÈRE

A MES MAITRES EN CHIRURGIE

MM. LES DOCTEURS DECÈS, HARMAN, DOYEN
GUELLIOT, A. POZZI

PROFESSEURS A L'ÉCOLE DE MÉDECINE DE REIMS

M. LE DOCTEUR KIRMISSON

M. LE DOCTEUR NÉLATON

M. LE DOCTEUR REYNIER

M. LE DOCTEUR RICHELOT

MM. BEURNIER, HENNEQUIN, LEGUEU, agrégé, membre
de la Société de Chirurgie.

M. LE DOCTEUR MAYGRIER

M. LE DOCTEUR POTOCKI, accoucheur.

A MM. GILBERT-BALLET, LEGENDRE, Albert ROBIN,
COLLEVILLE, médecin de l'hôpital de Reims

Hommage de reconnaissance.

INTRODUCTION

Le traitement des ankyloses vicieuses de la hanche
est entré dans une phase nouvelle, le jour où l'ostéotomie
sous-trochantérienne oblique fit son apparition. Jusque-là
les opérations de redressement forcé, de sections tendineuses ou aponévrotiques, d'ostéoclasie même, avaient
donné plus de déboires que de succès ; seules l'ostéotomie
linéaire et l'ostéotomie cunéiforme avaient donné quelque
satisfaction à leurs auteurs et il convient de reconnaître
le grand progrès qui était ainsi réalisé sur les procédés
autrefois en usage. En effet, de cette façon, on conservait
au membre le jeu de tout son appareil musculaire, ce qui,
en orthopédie, a une importance capitale, on réduisait
le traitement à celui d'une simple fracture et l'on évitait
le danger d'une opération aveugle et mal réglée.

Cependant il restait quelques désidérata à satisfaire.
Remettre le membre inférieur dans une position voisine
de la rectitude, c'est bien ; mais au point de vue fonction-
nel ce n'est pas tout. On marche bien, non pas seulement
avec un membre droit, mais avec un membre dont la lon-

gueur et la direction s'harmonisent avec celles du côté opposé. Or, par l'ostéotomie du fémur, on créait un trait de fracture qui permettait de remettre la jambe dans l'axe du corps au moins au moment de l'opération, mais cette réduction ne se faisait qu'aux dépens de la longueur, les muscles rétractés attirant invinciblement le fragment inférieur vers le bassin leur point d'insertion ; et d'autre part le fragment inférieur gardant avec la fosse iliaque ses connexions intimes, l'ensellure et les déviations concomitantes du rachis et du bassin ne se réduisaient pas, et au moment de la consolidation, la malformation tendait à se reproduire en partie. Il s'en fallait donc de beaucoup que les résultats fussent parfaits, et en réalité les malades guérissaient, mais avec des raccourcissements considérables et souvent une claudication qu'une chaussure orthopédique avait peine à corriger.

Avec l'ostéotomie oblique on peut lutter contre ce raccourcissement et souvent le faire disparaître, tout au moins le réduire à des proportions qui le rendent plus supportable. Aussi nombre de chirurgiens l'ont-ils dans ces dernières années mise en pratique et avec succès. Il n'en est pas moins vrai que, très suffisant dans la majorité des cas, c'est un procédé incomplet encore et qui laisse place à certaines améliorations.

En effet, le résultat obtenu ne peut être qu'un membre ankylosé comme précédemment. Or, n'y aurait-il pas avantage à rendre à l'articulation une certaine mobilité en même temps qu'une bonne direction au membre ? Est-ce trop demander ?

On pourra traiter cette prétention d'utopie, c'est en

tout cas un désir légitime que d'essayer de rendre au membre la totalité de ses fonctions. D'autre part dans les positions de flexion extrême il peut n'être pas sans danger de laisser au milieu de parties molles de la région antérieure de la cuisse l'extrémité inférieure effilée du fragment supérieur devenu extrêmement saillant dès qu'on a fait décrire à la cuisse l'arc nécessaire à son redressement.

C'est pourquoi M. Nélaton, au cours d'une opération d'ostéotomie où il rencontrait ces difficultés, eut l'idée de libérer le fragment attenant au bassin pour le ramener autant que possible dans la direction normale, tout en bénéficiant de l'ostéotomie oblique préalablement faite.

C'est cette modification qui est à notre sens un complément avantageux de l'ostéotomie sous-trochantérienne oblique que nous nous proposons d'étudier dans ce travail.

Après avoir rapidement esquissé l'anatomie et la physiologie pathologiques des ankyloses de la hanche et par conséquent montré les indications à remplir, nous ferons un examen critique des différents procédés proposés à cet effet et, en insistant sur la valeur de l'ostéotomie oblique, nous essayerons de montrer les avantages à retirer de la pratique dont nous parlons plus haut en fixant ses indications particulières et ses conditions de réalisation.

Les idées exposées dans ce travail nous ont été suggérées par notre cher maître M. le Dr NÉLATON à qui nous sommes heureux d'exprimer ici tout particulièrement notre profonde reconnaissance. Deux années consécutives

nous avons eu l'honneur d'être son interne et nous ne saurions oublier les sages leçons et le substantiel enseigne-
ment que nous avons puisés à son école. Nous espérons
que cette fois encore il voudra bien nous excuser si nous
sommes resté au-dessous de la tâche qu'il nous avait
confiée.

Nous sommes heureux de remercier également ici
M. le Dr Maygrier qui dans son beau service de Lariboisière nous a initié aux difficiles problèmes de l'obstétrique,
et M. le Dr Kirmisson dont la bienveillance pour nous a
su se manifester en maintes occasions. Il sait du reste
l'intérêt que nous ont inspiré pour l'orthopédie et la chirurgie infantile en général ses savantes leçons, l'objet
même de ce travail en serait, s'il en était besoin, une
nouvelle preuve.

Nous avons eu la bonne fortune de terminer notre
internat avec M. le Dr Reynier. Personne ne lui sera plus
reconnaissant d'avoir mis à notre disposition les incompa-
rables richesses cliniques de son service de Lariboisière,
où, perpétuellement en face des multiples difficultés de la
pratique, nous avons pu, grâce à la large initiative qu'il
nous laissait, compléter et affermir notre éducation chirurgicale. Personne ne lui saura plus grand gré de cette
marque de confiance.

Nous avons trop de fois recouru aux lumières et aux
sages conseils de M. le Dr Hennequin pour ne pas l'en
remercier à l'occasion de ce travail auquel il a pour ainsi
dire collaboré.

M. le Dr Beurnier a été pour nous, au cours de cette
dernière année, un maître dont la bienveillance et l'ama-

bilité nous ont été particulièrement précieuses. Nous le prions d'agréer nos sentiments de vive gratitude.

Enfin, nous ne saurions oublier que nos premières études ont été dirigées par les maîtres de l'Ecole de Reims, MM. les Drs Decès, Harman, Doyen, Guelliot et Colleville ; leur place est marquée aussi à la première page de ce travail.

M. le Pr Paul Berger a bien voulu nous faire l'honneur d'accepter la présidence de notre thèse : nous le remercions du très grand honneur qu'il veut bien nous faire.

ANATOMIE ET PHYSIOLOGIE PATHOLOGIQUES

Les lésions qui accompagnent les ankyloses vicieuses
de la hanche sont de différents ordres. Les premières relèvent de l'affection causale, ce sont à proprement parler
des cicatrices; les autres tiennent à la situation vicieuse de
l'article, au vice de développement concomitant des extrémités osseuses, à l'adaptation de tous les tissus péri-arti-
culaires, des muscles et des ligaments à la nouvelle
statique, ce sont en réalité des troubles d'adaptation.

Nous nous occuperons d'ailleurs ici des ankyloses
osseuses proprement dites ou des ankyloses fibreuses extrêmement serrées dans lesquelles se retrouvent les mêmes
indications thérapeutiques. On sait d'ailleurs combien
parfois il est difficile, même sous le sommeil chloroformique, de les distinguer l'une de l'autre. L'attitude vicieuse,
la déformation, les troubles de la marche étant les mêmes,
il faudra leur appliquer un même traitement dont la mise
en œuvre sera plus facile et les résultats plus parfaits, suivant la plus ou moins grande souplesse des tissus.

Dans le plus grand nombre des cas l'articulation de la
hanche est méconnaissable.

La tête fémorale complètement dépourvue de cartilage d'encroûtement a perdu sa forme sphérique. Elle est en général épaissie, élargie dans le sens antéro-supérieur, rendue irrégulière par des ostéophytes plus ou moins saillants et dont les travées osseuses vont parfois se terminer dans l'os iliaque, créant ainsi une synostose complète. Dans le cas d'ankyloses fibreuses simples, la tête plus ou moins déformée et aplatie ne se meut pas comme normalement dans une cavité, mais est reliée à l'os coxal par des travées fibreuses plus ou moins serrées, constituant un véritable cal fibreux jusqu'à un certain point comparable à celui des pseudarthroses.

Le col participe dans un très grand nombre de cas aux déformations précédentes. Lui aussi a été le siège des lésions initiales, tuberculeuses le plus souvent ; tout autour se sont développés des abcès dont on retrouve des traces longtemps après la cessation des phénomènes articulaires proprement dits, et il n'est pas jusqu'au grand trochanter lui-même qui ne soit augmenté de volume par de l'ostéite hypertrophiante. A ce degré, l'extrémité du fémur a complètement perdu sa différenciation et se trouve transformé en un massif osseux homogène soudé à l'os iliaque et en suivant tous les mouvements.

Au point de vue histologique, ces massifs osseux sont composés de tissu extrêmement dur et compact, d'une épaisseur souvent considérable, comme éburné, ce qui complique, les manœuvres opératoires.

Le tissu spongieux de la tête et du col a disparu: il s'est fait autour du foyer inflammatoire une prolifération osseuse abondante et l'on a affaire à une ostéite conden-

sante souvent extrêmement compacte et résistante. Les
lésions de l'os coxal au voisinage du fémur sont sensiblement les mêmes. Epaississement du tissu, condensation de
l'os, jetées osseuses, proliférations aberrantes sont comparables.

Mais il faut noter, et ceci est capital au point de vue
de la mécanique de la nouvelle articulation, que le point
qui correspond au fémur n'est plus la cavité cotyloïde. La
tête fémorale s'est le plus souvent, par érosion progressive
du rebord cotyloïdien, luxée sinon dans la fosse iliaque
externe du moins en un point toujours plus élevé que son
siège normal. Il en résulte des rapports nouveaux sur lesquels nous reviendrons tout à l'heure et qui constituent
en grande partie les troubles auxquels il faut obvier.

La cavité cotyloïde elle-même, plus ou moins abandonnée, tantôt est complètement comblée par un tissu de
nouvelle formation, tantôt subsiste à l'état de vestige,
déformée et irrégularisée de façon variable, presque toujours méconnaissable, et voilée par l'abondant tissu fibreux
formant la gaine de l'ankylose.

Cependant il convient de signaler dans le fond même
de cette cavité la persistance souvent très longue, surtout
chez les enfants, d'un foyer inflammatoire torpide mais entre-
tenant à l'infini des abcès et des fistules longtemps après
que la coxalgie est guérie et l'ankylose constituée. C'est
même l'existence de ce processus qui amène certains
chirurgiens à réséquer des hanches ainsi guéries de façon
à pouvoir aborder cet ultimum moriens de la coxalgie et, en
le supprimant amener une guérison définitive et complète.

Un abondant tissu fibreux entoure toute la région

comble les cavités et les dépressions, unit toutes les
parties dans un manchon épais et résistant mais très peu
élastique, ce qui augmente les difficultés de la mobilisation et explique la rupture ou l'arrachement de ce tissu,
si la force dépasse certaines limites.

C'est la capsule articulaire, ce sont les ligaments nor-
maux qui ont subi cette transformation si complète que
chacun d'eux a perdu son individualité. C'est même le
tissu cellulaire périarticulaire qui chroniquement inflammé
s'est induré et participe lui aussi de la gangue fibreuse
générale. Telles sont les lésions anatomiques du premier
ordre, véritable cicatrices articulaires et périarticulaires.

L'attitude générale du membre, à de rares exceptions,
est la suivante :

Le fémur est fléchi sur le bassin dans une étendue variable pouvant dépasser l'angle droit, c'est-à-dire que le
tronc étant maintenu vertical l'axe du fémur ferait avec
lui un angle aigu. En même temps il y a adduction plus
ou moins accusée et rotation en dedans de telle façon que
la rotule du côté malade regarde en dedans et que le membre dans son ensemble, lorsqu'on supprime les artifices de
compensation, croise la direction du membre opposé à
angle aigu. Il y a de plus raccourcissement général de tout
le segment par suite de la luxation de la tête fémorale et
de l'ascension du grand trochanter au-dessus de la ligne
de Roser-Nélaton.

Cette attitude se constitue peu à peu par le fait des
déformations osseuses, de la destruction de l'article
et aussi de la rétraction des muscles qui tendent tou-

jours dès le début à s'immobiliser dans une position
de défense. L'ankylose une fois constituée, les muscles
périarticulaires restent fixés dans cette position par une
rétraction permanente souvent exagérée par la participa-
tion au processus morbide, se traduisant par la dégéné-
rescence granulo-graisseuse ou fibreuse des fibres musculaires. Aussi voit-on, même dans les positions de repos,
les muscles adducteurs et le couturier en particulier faire
sous la peau une saillie souvent très prononcée et au palper
donner la sensation d'une corde tendue ou même d'un
corps dur inextensible. Cette rétraction existe à des degrés
divers sur un plus ou moins grand nombre de muscles,
quelquefois sur tous, petits et longs, mais c'est surtout la
rétraction des muscles longs insérés d'une part au bassin,
d'autre part au fémur ou au tibia, qu'il est difficile de vaincre, et c'est contre elle que s'exercera toute l'ingéniosité de
la gymnastique post-opératoire, l'extension continue souvent si lente à leur redonner la longueur nécessaire.

Dans les ankyloses très anciennes, tous les autres
tissus se montrent également rétractés, le tissu cellulaire,
les vaisseaux, les nerfs, la peau elle-même s'adapte à la
nouvelle forme, créant encore de nouvelles difficultés,
de nouveaux obstacles au redressement.

Indirectement, par suite de l'attitude vicieuse du corps
lui-même, des mouvements compensateurs que le malade
est obligé d'imprimer à presque toute sa personne, on
voit le rachis s'incurver donnant lieu à une scoliose plus
ou moins accusée avec ou sans cyphose, le thorax et l'abdomen prendre ainsi une attitude et des formes anormales et
disgracieuses.

Le tendon d'Achille se rétracte, maintenant le pied dans un équinisme forcé nécessaire à la marche. Enfin, comme le plus souvent le processus causal a évolué avant la croissance du malade, la nutrition du fémur se trouve atteinte, il se développe dans la suite moins que son congénère, si bien que sa longueur peut être de 1 à 2 centimètres plus courte que l'autre, d'où une nouvelle cause de raccourcissement.

Nous n'insisterons pas sur la déformation du bassin qui n'a guère qu'un intérêt obstétrical sans rapport direct avec notre sujet.

Voyons maintenant quel parti va tirer le malade de son membre ainsi déformé, fléchi, raccourci, fixé en position vicieuse. Il se passe dans les mouvements du membre inférieur quelque chose d'analogue à ce qui a lieu d'une façon très sensible dans les ankyloses de l'épaule. Dans ce cas en effet l'humérus fixé à l'omoplate ne peut se mouvoir qu'en l'entraînant dans sa course par un véritable mouvement de sonnette qui saute aux yeux à la simple inspection du malade ; et pour réaliser les mouvements limités qu'il conserve, il fait appel aux articulations voisines, c'est-à-dire aux articulations claviculaires et aussi à la mobilité des vertèbres les unes sur les autres.

Pour la hanche, les conditions sont très comparables. Le mouvement de sonnette existe, bien que moins parfait à cause de la solidarité des deux moitiés du bassin et de la différence des axes. Il suffit pour le constater d'immobiliser le tronc et de faire osciller le fémur dans le plan vertical pour voir le bassin suivre ses mouvements et l'épine iliaque plonger en avant, et c'est à la faveur des articulations de

la colonne lombaire et de la hanche opposée que la compensation a lieu.

Elle s'exerce d'ailleurs suivant trois modes correspon-
dants à la triple déviation du membre malade. La moins
importante, la rotation interne avec adduction ne présente
qu'un intérêt médiocre, la rotation en sens opposé de tout
le bassin étant par elle-même sans grand intérêt et confon-
due avec les deux autres.

La correction de la flexion se fait au moyen d'un mouvement de projection en avant du bassin qui tournant autour
d'un axe sensiblement transversal passant par l'articulation
lombo-sacrée a pour effet, en inclinant son axe sur l'horizon, de rapprocher celui du fémur de la verticale. Il en
résulte une saillie considérable de l'abdomen à laquelle
correspond une ensellure souvent énorme et il n'est pas
rare dans les cas très accusés de voir le malade comme
coupé en deux par une ensellure dans une véritable attitude
de baïonnette.

Signalons cependant que cette inclinaison en avant du
bassin associée à la rotation autour d'un axe vertical
aboutit non pas à une ensellure complète, c'est-à-dire aussi
accusée à droite qu'à gauche, mais pour ainsi dire à une
ensellure unilatérale, si bien que le malade étant examiné
sur un plan horizontal, on passe librement la main sous le
flanc du côté malade, tandis que le flanc du côté sain repose,
ou peu s'en faut, dans toute son étendue. Le bassin se trouve
ainsi faussé dans tous ses axes, et il n'est pas toujours
facile de le remettre en position normale quelque bizarre
attitude qu'on imprime au membre qui lui est indissolu-
blement uni.

Ceci tient, il est vrai, à ce que les articulations lombaires et lombo-sacrée des vertèbres quelque complaisantes qu'elles soient ont une étendue de mouvement limitée et aussi aux déformations anatomiques de l'os iliaque lui-même par vice de nutrition ou attitude vicieuse.

Enfin, le raccourcissement qui est en réalité la grosse déformation, la raison pour laquelle la marche et la station sont défectueuses, se corrige par l'artifice précédent, par l'abaissement de toute la moitié correspondante du bassin tournant autour d'un axe antéro-postérieur et enfin par le redressement du pied en équinisme plus ou moins accentué.

Dans la position de repos, de station verticale telle que nous venons de l'imaginer, le malade se présente donc avec le tronc légèrement rejeté en arrière, la tête un peu portée en avant pour correction d'équilibre, une saillie souvent énorme de la région fessière exagérée encore du fait de l'ensellure et avec un membre grêle reposant sur le sol par l'avant-pied, le genou légèrement fléchi permettant au fémur une légère inclinaison sur l'horizon.

Vu par derrière on remarque d'emblée l'incurvation rachidienne le plus souvent double à concavité dorso-lombaire située du côté malade et la saillie fessière globuleuse et saillante en dehors, avec abaissement et effacement du pli fessier, due à la situation vicieuse de la tête fémorale en arrière et à l'augmentation de ses diamètres et des parties environnantes. La constatation de tous ces faits a une certaine importance, car nous allons voir combien est différente l'attitude du malade lorsque tous ces mouvements compensateurs sont supprimés.

Disons d'abord, pour compléter, qu'au moment de la

COVILLE.   2

marche il y a peu de modifications d'ensemble en tout ceci. Il n'y a que des changements de détail dus aux mouvements du genou pour la projection de la jambe en avant et à l'élévation ou à l'abaissement plus ou moins grand du bassin pour détacher le pied du sol dans un mouvement d'oscillation autour de la position d'équilibre.

Si l'on examine le malade en rétablissant les axes du tronc et du bassin, on voit alors le fémur se diriger en avant et en dedans plus ou moins incliné sur l'horizon, dépassant parfois l'horizontale, le genou pouvant aller jusqu'au plan vertical passant par le côté opposé du corps. Dans cette situation, la jambe étant abandonnée à elle-même, le pied se trouve extrêmement élevé et dans nos observations, on verra qu'il est distant du sol dans une étendue de 25 à 30 centimètres pour un sujet de taille plutôt petite ; c'est là ce que nous appellerons le raccourcissement vrai, c'est-à-dire la hauteur à laquelle se trouve le pied, lorsque les axes du tronc et des membres étant ramenés à l'état normal, le fémur seul obéit à sa position vicieuse. Ce premier raccourcissement, disons-le tout de suite, est dû en grande partie à la flexion du fémur sur le bassin et aussi dans une certaine mesure à l'ascension de la tête dans la fosse iliaque. S'il ne correspond pas au raccourcissement réel que nous allons étudier tout à l'heure, il représente du moins la quantité dont il faudrait allonger le segment pour que le sujet reposât normalement sur le sol.

Dans la position de repos debout, corrigeons l'équinisme et élevons progressivement la plante du pied au moyen d'un support jusqu'à rétablir l'égalité du niveau des deux épines iliaques, nous pourrons alors évaluer par la hauteur même de ce support ce que nous appellerons le raccourcissement réel, c'est-à-dire la hauteur de la plante du pied au-dessus du sol, le membre étant ramené dans son axe normal, car il faut considérer l'équinisme comme un simple artifice négligeable pour le moment. Ce raccourcissement, beaucoup moindre que le précédent, répond à la flexion corrigée; il est dû à la fois à l'ascension de la tête fémorale et au raccourcissement du squelette. C'est le raccourcissement qu'aurait un sujet guéri avec luxation et troubles de la croissance mais sans flexion.

Le dernier élément qui reste à considérer, la diminution de la longueur du squelette, ne se traduit pratiquement par aucune attitude spéciale et se confond avec les deux précédents. Il se mesure d'ailleurs facilement par mensuration directe et comparaison avec le côté sain. Ajoutons qu'il faut peu compter sur la hauteur à laquelle s'élève le grand trochanter au-dessus de la ligne de Nélaton pour l'évaluation du raccourcissement réel. C'est simplement une mesure de contrôle, et M. Hennequin donne très justement la raison de cette imprécision en faisant remarquer que cette ligne est une ligne courbe, qu'elle a, par conséquent, pour être déterminée, besoin de trois points et que le grand trochanter, manquant comme point de repère, elle manque de déterminante.

Si nous avons insisté sur cette donnée du raccourcissement et sur l'évaluation de ses différents éléments, c'est qu'en somme toute la question de la thérapeutique est là. Tout gravite autour de cette question. Comment rendre au membre une longueur suffisante pour rétablir l'axe statique normal? Ce raccourcissement, comme nous venons de le voir, est dû pour une part inégale : 1° à la flexion du fémur sur le bassin ; 2° à la luxation en arrière et en haut de la tête fémorale ; 3° au défaut de longueur du fémur. C'est donc en cherchant à supprimer ou à corriger chacun de ces trois éléments que sera rempli le désidératum posé plus haut. Nous allons voir comment le fait chacune des méthodes mises en œuvre.

EXAMEN CRITIQUE DES DIFFÉRENTS PROCÉDÉS

Le plus ancien et le plus élémentaire de tous est l'extension continue dont nous ne voudrions dire qu'un mot, car comme méthode isolée il ne s'applique évidemment pas au cas que nous devons envisager ici, c'est à-dire aux ankyloses osseuses ou fibreuses très serrées, chez les adolescents ou les adultes, le membre inférieur étant en flexion accusée sur le bassin. Mais c'est un adjuvant indispensable de toutes les autres méthodes, car c'est le seul moyen de rendre aux muscles une partie de la longueur qui leur manque et en mettant en jeu l'élasticité de tous les tissus périarticulaires de rendre possible le traitement. A ce titre donc l'extension mérite d'être étudiée.

Disons tout d'abord que la méthode qui nous paraît la plus recommandable est la méthode d'extension d'Hennequin, car en dehors des avantages réels qu'elle présente sur les autres procédés au point de vue de l'efficacité et de l'utilisation de la force, dans le cas particulier, elle permet encore de tirer suivant des directions différentes aux différentes phases du traitement, d'examiner l'articulation de la hanche sans toucher en quoi que ce soit à l'appareil, et de vérifier à chaque instant son action et ses progrès, enfin, ce qui est très appréciable, puisque l'idéal doit être d'obtenir une articulation aussi mobile que possible, de permettre au malade de s'asseoir et de se coucher alternativement sans être gêné, sans que la traction cesse d'être efficace. Nous ne voyons d'ailleurs aucun inconvénient inhérent à son emploi ; les malades le supportent fort bien, même avec des tractions considérables et, si parfois il détermine une légère eschare au niveau de la rotule ou de la tête du péroné, cet incident n'a aucun retentissement sur la marche normale du traitement.

Ce n'est pas ici le lieu de décrire l'appareil d'Hennequin, nous dirons seulement que la traction pour être efficace devra dépasser celle qui suffit pour les fractures de cuisse ordinaires. En général, on commence le traitement avec trois ou quatre kilogrammes, puis après deux jours on augmente de 500 grammes par jour jusqu'à 7 ou 8. On peut d'ailleurs, après un intervalle de quelques jours, si la traction est bien supportée et si le besoin s'en fait sentir, augmenter progressivement jusqu'à 10 ou 12 kilogrammes, mesure qu'il est rarement utile de dépasser.

Sans action, bien entendu, sur les os eux-mêmes, l'extension continue agit surtout sur les muscles longs, insérés d'une part au bassin, d'autre part à la partie inférieure du fémur ou au tibia. En effet, les muscles à fibres courtes arrivent vite à la limite de leur rétraction et inversement de leur extensibilité, et l'on sait combien leur action est peu importante dans la production des déformations de la hanche ou du rachis. Les muscles longs au contraire peuvent rapprocher leur point d'insertion dans de bien plus grandes proportions, et leur élasticité est aussi très étendue. Par contre, les parties essentiellement fibreuses échappent pour ainsi dire complètement à son action parce qu'elles sont dépourvues d'élasticité.

C'est en général dans les 8 ou 10 premiers jours que se font les progrès les plus sensibles, on voit alors la corde des adducteurs toujours sensible perdre un peu de sa dureté et devenir moins épaisse, le couturier et le droit antérieur cèdent aussi peu à peu, puis il y a un temps d'arrêt et à la fin du premier mois une seconde période de progrès. Cette progression n'a évidemment rien de général ni de mathématique, mais on la remarque assez fréquemment si l'on observe minutieusement chaque jour l'état du membre. Les adducteurs sont le plus souvent les plus rebelles et restent rétractés longtemps après que se sont assouplis les autres muscles.

REDRESSEMENT FORCÉ ET OSTÉOCLASIE

Nous réunissons ces deux procédés dans le même paragraphe, car dans les conditions où nous nous sommes placés le premier aboutit souvent au second, ils répondent aux mêmes indications et sont passibles des mêmes critiques.

Le redressement forcé serait le procédé de choix si l'on avait simplement à remettre droit un membre maintenu en flexion par des puissances complètement élastiques. Il n'en est malheureusement pas ainsi. En plus de la très grande difficulté de l'application des forces, outre que l'application des forces est très difficile, au moins sur le bassin

qui ne présente pas de surface ni de saillie facile à fixer et
ne permet pas par conséquent de disposer d'un levier assez
long et assez puissant, les parties fibreuses et les surfaces
osseuses déformées opposent une résistance souvent invincible à l'effort, Mais supposons que la force soit suffisante
pour rompre les adhérences et mobiliser l'article, que va-
t-il se passer ? Les muscles tiraillés vont s'allonger dans
une certaine mesure, assez minime du reste, et, parvenus à
la limite de leur élasticité actuelle, ils forceront l'extrémité supérieure du fémur à remonter au fur et à mesure
que s'effectuera le redressement ; et comme ce mouvement d'ascension est lui-même très limité le redressement
restera imparfait.

Il en résulte que cette manœuvre au lieu d'être une
simple rotation autour d'un axe transversal passant par
l'extrémité du fémur aboutit à un mouvement beaucoup
plus complexe autour d'un axe fictif placé plus bas que
l'axe idéal si bien qu'une partie du gain obtenu par le
redressement est perdu par suite de l'élévation du fragment au-dessus de la position primitive. Le raccourcissement ne se trouve donc qu'incomplètement corrigé et
dans une proportion moindre encore que la flexion.

Ces résultats qui peuvent être obtenus dans les cas
les plus favorables deviennent presque illusoires dans les
cas ordinaires où rien ne cède ou dans lesquels l'extension continue si loin qu'on la pousse est impuissante à
maintenir le résultat.

Nous avons négligé de faire entrer en ligne de compte
la correction de l'adduction et pourtant c'est encore un
obstacle sérieux et qui bien souvent suffit à rendre impos-

sible un redressement qu'on aurait pu sans cela obtenir.
D'autre part c'est une manœuvre aveugle qui nécessite
une dépense de force difficile à mesurer et qui peut ne pas
être sans inconvénients pour les tissus en cause. Les
déchirures et même les fractures partielles peuvent
dépasser le but et déterminer des hémorragies internes,
des déchirures, somme toute un foyer traumatique qui
n'est pas absolument favorable au maintien du résultat et
à la marche normale du traitement consécutif.

Nous dirons la même chose de l'ostéoclasie qui peut
se produire plus ou moins haut sur le fémur et par conséquent donner des résultats très différents. Ce sont donc
des moyens peu sûrs dans leurs effets et qui en somme ne
s'adressent qu'à un seul des trois désidérata que nous
avons posés.

OSTÉOTOMIES LINÉAIRE ET CUNÉIFORME

Très supérieures au point de vue de la correction de
la flexion se montrent les ostéotomies linéaire et cunéiforme. Ici le traumatisme est limité à un point précis du
fémur, il s'accompagne en général de déchirures peu
étendues, d'une hémorragie insignifiante et l'acte opératoire même pour l'ostéotomie cunéiforme ne présente pas
de difficultés réelles. Le traitement consécutif est d'ailleurs simple et se poursuit le plus souvent sans encombre.

Mais nous nous trouvons ici dans des conditions très
comparables au cas précédent où la rétraction musculaire
oppose une obstacle invincible à la descente du fragment

inférieur du fémur, si bien que celui-ci étant redevenu libre,
lorsqu'on remet le membre en position normale son extrémité s'élève, chevauchant sur le fragment supérieur maintenu en place, dans une étendue de plusieurs centimètres,
perdus par conséquent au point de vue de l'allongement.
De plus les deux fragments dirigés maintenant suivant des
axes différents ne se juxtaposent pas mais se croisent en
X. Il est vrai que ce reproche s'adresse aux autres procédés d'ostéotomie, quoique à un moindre degré, et que de
ce fait la consolidation ultérieure n'est pas compromise.

C'est cependant pour obvier à cet inconvénient et aussi
pour corriger plus efficacement l'adduction et la rotation
du fémur qu'a été préconisée l'ostéotomie cunéiforme.
Elle répond en effet à ces quelques indications secondaires,
mais, au lieu de s'adresser aux puissances musculaires
qui maintiennent le raccourcissement, elle les accepte, et
constitue celui-ci en l'accentuant de propos délibéré, pour
leur obéir plus facilement. Encore la complication relative
de l'acte opératoire justifie-t-elle mal le bénéfice très pro-
blématique qu'elle recherche.

Les malades traités par ces méthodes guérissent avec
un résultat satisfaisant au point de vue de la marche,
c'est-à-dire que la rectitude est à peu près obtenue. Nous
disons à peu près, car il est rare qu'il ne persiste pas, quoi-
qu'on fasse, un léger degré d'ensellure du côté malade.
Mais il subsiste un peu d'adduction dans la partie supérieure de la cuisse, ce qui n'est pas sans inconvénient chez
les femmes; l'ankylose persiste, bien entendu, et le raccourcissement total est en général très considérable, s'éten-
dant à 6 ou 8 centimètres et parfois davantage nécessitant

par conséquent le port d'un appareil ou d'une chaussure
à semelle fortement surélevée.

Une modification heureuse au traitement consécutif
de ces ostéotomies est celle qui, proposée par Volkmann
et adoptée depuis par de nombreux chirurgiens, consiste
à placer après l'ostéotomie le fémur en abduction très
accentuée et à le maintenir avec l'appareil plâtré dans
cette dernière position. De cette façon les malades une fois
guéris sont obligés pour marcher d'abaisser d'autant plus
leur bassin que l'abduction a été poussée plus loin. Ils
arrivent facilement à corriger ce que cette position paraît
avoir d'exagéré et marchent somme toute avec un membre
droit et bien dirigé. Mais ceci ne se fait qu'à la faveur
d'une déviation rachidienne qui doit compenser l'abaissement du bassin, scoliose qui pour n'être pas très disgra-
cieuse en pratique n'en est pas moins fâcheuse.

AUTRES PROCÉDÉS

Nous serons bref pour les autres procédés qui vont
suivre, bien qu'ils soient en réalité plus parfaits et plus
conformes aux nécessités que nous envisageons, car comme
les précédents, ils prêtent à peu près aux mêmes critiques
d'ensemble et nous serions exposé à nous répéter.

La résection par exemple, opération déjà moins simple
que l'ostéotomie, étant donnée la profondeur plus grande
à laquelle on devra aller, la plus grande épaisseur et la
plus grande dureté de l'os à sectionner, donne, semble-t-il,
un redressement plus parfait, en ce sens que l'axe autour
duquel se fait la rotation se rapproche plus de l'axe normal

des mouvements de la hanche ; mais, en admettant que la réduction puisse être parfaite et que par une extension continue, efficace et bien conduite, on arrive à éviter le mouvement d'ascension que nous avons signalé à propos de l'ostéotomie et qui est constant au moment même de l'intervention, on se trouve sans action sur le raccourcissement et à peu près désarmé contre l'ankylose secondaire de la nouvelle articulation.

Il n'y a pas là, en effet, de surfaces obliques pouvant glisser l'une sur l'autre pour redonner au membre sa longueur, et la mobilisation précoce d'un tel article n'est pas sans inconvénients pour le maintien de la rectitude, les muscles se rétractant vite en position vicieuse dès qu'on cesse l'extension continue. D'ailleurs, cette question de mobilisation que nous retrouverons plus loin avec plus de détails est une des plus délicates à résoudre et nous aurons à déterminer à quel moment on doit la commencer pour ne pas nuire à la rectitude tout en ayant chance de rencontrer des surfaces encore mobilisables. Nous ne doutons pas que l'on n'obtienne quelque succès sous ce rapport par le procédé de la résection pure et simple ; il n'est malheureusement que trop fréquent de voir échouer les efforts les plus louables et les mieux conduits. C'est pour faciliter cette création d'une néarthrose mobile qu'ont été préconisés les procédés dits énarthrodiaux de Sayre et de Volkmann. Le premier de ces chirurgiens après avoir dénudé le fémur suivant toute sa circonférence le sectionne au-dessus du petit trochanter au moyen de la scie à chaîne, puis, excisant le fragment supérieur et arrondissant l'inférieur, il les emboîte tant bien que mal l'un dans l'autre.

Le second reporte son ostéotomie au niveau du grand trochanter et même presque sur le col fémoral en un point aussi voisin que possible de la tête et constitue de même une surface arrondie et une cavité pour l'emboîter.

Ces opérations logiques dans leur principe et qui paraissent toutes simples, envisagées dans l'état normal des choses c'est-à-dire sur des extrémités fémorales non déformées et dans les ankyloses sans flexion, ne laissent pas que d'être fort différentes dans l'application.

Outre les difficultés que l'on éprouve souvent à reconnaître et à repérer telle ou telle saillie et par conséquent à placer son trait de fracture en tel ou tel point (ce n'est là, nous le voulons bien, qu'une affaire de détail, une classification schématique), quelle sera après le redressement la position des deux surfaces façonnées si laborieusement ? Comme nous l'avons déjà dit maintes fois, le fragment inférieur attiré par les muscles rétractés remontera et par conséquent nulle adaptation exacte ne sera possible. Et ceci est vrai surtout pour le procédé de Sayre qui ne permet d'obtenir qu'une énarthrose à plan horizontal, si bien qu'après redressement le fragment inférieur chevauche sur le supérieur comme dans une simple ostéotomie linéaire ou bien, si l'on fait subir à l'os une perte de substance qui permette l'adaptation on constituera par ce fait un raccourcissement irréparable qui viendra s'ajouter encore au raccourcissement primitif.

On devra donc, si l'on s'arrête à ce procédé, reporter son ostéotomie le plus haut possible, comme dans une véritable résection, de façon à constituer s'il se peut une articulation dont l'orientation soit aussi voisine que possible de l'orientation normale et dont les surfaces, si elles s'éloignent au moment de l'opération, puissent au moins se rapprocher et venir ensuite en face l'une de l'autre quand l'extension continue aura produit tout son effet.

Il nous reste à dire quelques mots de l'ostéotomie oblique proposée pour la première fois par M. Hennequin et qui répond, comme nous l'avons dit en commençant, à la majorité des cas. C'est en tout état de cause le seul procédé qui permette de lutter contre le raccourcissement et à ce titre il mérite une place d'honneur dans ce tableau synoptique, et devra, sous quelque forme que ce soit, être employé chaque fois que l'on voudra répondre aux multiples indications que créent les ankyloses de la hanche. Nous avons dit pourquoi il nous paraissait insuffisant pour les cas que nous nous sommes proposé d'étudier, et ceci découle clairement de ce que nous savons de la physiologie et de l'anatomie pathologique de cette affection et tout se passe ici au point de vue de la réduction et de la mobilité, comme dans les ostéotomies linéaires ou cunéiformes.

Nous n'avons rien dit encore des sections tendineuses que bien des chirurgiens ont employées et préconisées pour faciliter des manœuvres de redressement toujours très difficiles, ou compléter une réduction qui reste imparfaite. C'est d'ailleurs une tendance toute naturelle que celle qui consiste à supprimer d'un coup de couteau ce qui résiste si longtemps à une action lente et continue ; mais il faut, croyons-nous, savoir résister à cet entraînement. Les bons effets que donne la ténotomie au voisinage d'autres articulations ne doivent pas être escomptés en ce qui regarde la hanche. Un pied-bot équin qu'on redresse par la section du tendon d'Achille, un genou redressé par la ténotomie des tendons du creux poplité ne se trouvent pas dans les conditions où l'on doit mettre l'articulation de la hanche libérée de son ankylose. Là nous avons affaire à des articulations dont la mobilité est accessoire ou même redoutée puisqu'il s'agit au contraire d'obtenir un membre droit et rigide, ici le but cherché doit être de redonner la plus grande étendue de mouvements possibles. Le cas est donc plutôt comparable à celui de la résection d'une articulation très mobile comme l'épaule ou le coude; et l'on sait quelle importance a l'intégrité de l'appareil musculaire et tendineux et sa mobilisation précoce pour le succès définitif de ces opérations.

D'autre part, que doit-on couper? Suivant les cas ce sont les adducteurs qui paraîtront les plus rétractés, le couturier, le droit antérieur ; mais si l'on se laisse aller à les sectionner, on s'apercevra bientôt qu'après une légère amélioration on se trouve arrêté de nouveau et alors il faudra sectionner le psoas, les muscles pelvitrochantériens qui, bien qu'à fibres courtes et incapables de produire un gros déplacement, n'en constituent pas moins un gros faisceau très résistant et très rebelle. Ainsi, après avoir voulu limiter une intervention d'abord facile, on se trouvera amené, pour être logique et complet, à une intervention difficile dans son exécution, dangereuse et aléatoire dans ses résultats. Quel sera, en effet, l'avenir de cette articulation dont tous les moyens de motricité auront été détruits ou tout au moins frappés de déchéance par le traumatisme, les cicatrices, les adhérences dont ils seront le siège?

L'expérience en a d'ailleurs été faite d'une façon assez démonstrative en ce qui concerne la luxation congénitale de la hanche. Lorenz en effet dans son premier procédé d'opération sanglante sectionnait de propos délibéré les muscles qui s'opposaient à la rentrée de la tête dans la nouvelle cavité, mais depuis, pour éviter de diminuer le plus possible l'enraidissement de la hanche, il préfère à ce moyen l'extension continue. Le but que nous devons chercher dans la cure des ankyloses vicieuses est le même, c'est-à-dire d'avoir une mobilité aussi grande que possible, il faut donc, croyons-nous, résister à cette trop facile tendance de la ténotomie pour conserver à l'article toutes ses forces motrices quelque peine qu'on puisse avoir à vaincre momentanément leur résistance. Si même plus tard, après la guérison obtenue et le malade remis sur pied, les muscles avaient tendance à se rétracter, ce serait encore de la gymnastique rationnellement conduite, de la mobilisation manuelle, des mouvements poussés progressivement de plus en plus loin qu'il faudrait attendre les meilleurs résultats.

INDICATIONS ET CONTRE-INDICATIONS.

Par tout ce qui précède, il appert qu'aucun de ces procédés employés isolément ne répond pleinement aux désidérata. Il y a donc lieu, dans une sorte de synthèse. d'emprunter à chacun d'eux le meilleur de son action afin d'obtenir, s'il se peut, un résultat sinon parfait, au moins aussi voisin que possible de l'état normal. Ceci répond d'ailleurs à l'ensemble des faits anatomo-pathologiques. Les obstacles à vaincre sont dus d'une part à la situation vicieuse de la tête fémorale, à sa fixité et au raccourcissement général du fémur, d'autre part à la rétraction des muscles et à la résistance des parties fibreuses périarticulaires. Nous avons dit les raisons qui plaidaient en faveur du rejet des méthodes de ténotomie et de sections musculaires. Reste donc l'extension continue et nous aurons à déterminer les conditions de son installation et les limites de son action. Il est d'ailleurs nombre de chirurgiens qui l'ont employée non pas à l'état de moyen isolé mais comme complément d'un des autres procédés et il n'y a ici rien d'original.

En ce qui concerne les obstacles osseux, nous avons à

obvier à un raccourcissement du squelette, et à la fixité
d'un segment articulaire en position vicieuse. Donc trois
éléments. L'élément raccourcissement ne peut être corrigé, nous l'avons vu dans le chapitre précédent, que par
l'ostéotomie oblique sous-trochantérienne, créant une section dont les deux surfaces en biseau sont susceptibles
sous l'effort de l'extension continue de glisser l'une sur
l'autre dans une étendue variable de plusieurs centimètres.
Quant à la fixité du segment articulaire c'est par une libération directe au siège même de l'ankylose que l'on peut en
avoir raison. De cette façon on ramène dans l'axe normal
la totalité du fémur constitué par deux fragments, on crée
une néarthrose susceptible par un traitement approprié
d'une certaine mobilité, et enfin on redonne au membre
par l'extension une longueur qui se rapproche de celle du
membre sain. Tel est au point de vue théorique l'ensemble
des interventions capables de conduire au but et qui em-
prunte ses éléments à l'extension continue, à l'ostéotomie
et à la résection. Telle est la synthèse dont nous parlions
tout à l'heure. Nous étudierons au chapitre suivant le détail du manuel opératoire de chacune de ces parties assez
distinctes, comme on le verra plus loin, mais nous voudrions
auparavant discuter l'opportunité et la valeur de chacune
d'elle. En effet, si la question de l'extension continue ne
soulève aucune objection sérieuse, il n'en n'est pas de
même des opérations osseuses proprement dites.

Et d'abord quelle chronologie devra-t-on observer
dans l'exécution de ces différents actes opératoires. Faut-il
dans une même séance exécuter la libération de la tête et
l'ostéotomie oblique ? ou bien préférera-t-on dans un pre-

mier temps libérer la tête fémorale et redresser le membre et dans un second temps ostéotomiser le fémur pour lui rendre de la longueur?

Nous touchons là au point le plus délicat de notre travail, car les observations sur lesquelles nous nous appuyons ne nous permettent pas de mettre en regard les deux méthodes et d'en juger ainsi les avantages et les points faibles.

Nous pouvons cependant en constatant et en expliquant les imperfections de certains résultats dus à l'une d'elle montrer qu'à notre sens la seconde façon d'agir est préférable.

Faisant donc le bilan de l'un et de l'autre nous constaterons facilement que le principal avantage de l'opération en un temps consiste à ne soumettre le malade qu'à une seule intervention, par conséquent une seule chloroformisation, et une seule période d'extension continue et de soins consécutifs. Et si l'on considère la longueur du traitement ainsi compris qui, dans les cas les plus favorables, ne peut être inférieur à trois mois, on comprend que pour les malades ce soit un avantage des plus sérieux en dépit même de l'imperfection relative du résultat, On pourrait même admettre que, pour les individus qui constituent la clientèle hospitalière et qui pour la plupart ont besoin de l'intégrité de leurs fonctions pour travailler mais aussi ont des instants comptés, il est préférable de faire bon marché de l'esthétique en faveur de l'utilité et de la rapidité du résultat. Il n'en est pas moins vrai que de nombreuses objections s'élèvent et qui tiennent à la complexité même de l'acte opératoire.

Le traumatisme rarement grave en est toujours sérieux, témoin le malade qui fait l'objet de notre observation III, chez laquelle pourtant on a dû se borner au premier temps de l'opération. Le jour même l'hémorragie et la faiblesse concomitante étaient assez importantes pour obliger à lever le pansement, à installer une compression sérieuse et à relever les forces par des injections de sérum. Il n'est pas douteux que si l'ostéotomie oblique avait été faite le pronostic de cet incident ne se fût notablement aggravé. Il est vrai que le plus souvent l'hémorragie n'atteint pas cette gravité ; cependant le foyer opératoire est large, les déchirures obligées des parties molles très étendues, l'os sectionné sur plusieurs points et suivant de larges surfaces, tout cela constitue des causes d'infection et de complications du traitement consécutif qui ne sont pas sans importance sur le résultat définitif. Nous verron,s en effet, dans le chapitre suivant, quel est le fâcheux effet d'une suppuration de cette nature au point de vue de la mobilité ultérieure d'une néarthrose ainsi reconstituée. Or, il n'est pas douteux que, malgré toutes les précautions dont on devra s'entourer, la complexité de l'acte opératoire, l'étendue du champ opératoire et des déchirures ne soient une cause d'infection et par conséquent d'insuccès qu'on devra s'efforcer de réduire le plus possible.

De plus, la résection jointe à l'ostéotomie a pour effet de détacher un fragment osseux sans connexion avec le reste du fémur ou avec le bassin. On pourrait donc craindre que sa vitalité ne fût de ce fait compromise. Les faits que nous avons eus sous les yeux n'ont pas confirmé ces appréhensions, et il semble que les attaches aux tissus environnants suffisent à la nutrition de la partie supérieure du fémur. Cependant, il n'en sera pas toujours ainsi et l'on peut voir si le fragment est trop petit ou si les conditions de nutrition sont défectueuses ou encore si des parcelles osseuses ont été malencontreusement entamées et même détachées, des nécroses se produire et des éliminations secondaires avoir lieu à travers des fistules interminables et dans des conditions de suppuration profondément regrettables pour l'avenir de la néarthrose. Mais, indépendamment de ce danger peut-être chimérique, il existe un inconvénient capital et qui prime par son importance tous les autres, nous voulons parler du manque d'action qu'aura consécutivement l'extension continue sur ce fragment aussi individualisé.

En effet, celle-ci porte son action sur la partie inférieure du fémur et par conséquent sur les muscles longs tels que le couturier, les adducteurs, le droit antérieur, etc., tous insérés sur cette portion du fémur ou même sur le tibia ; mais les muscles, tels que le psoas, les pelvi-trochantériens, échappent à cette traction au moins tant que la consolidation ne s'est pas encore faite et leur allongement ne se fait pas. Il s'ensuit que le fragment supérieur, mobilisé au moment de l'intervention, redressé comme il convient, reste incapable de blesser les parties molles par son extrémité effilée, mais ne garde pas cette position idéale qu'on lui a donnée et tend incessamment, sans que rien puisse s'y opposer, à reprendre en partie sa position vicieuse. Il n'y parvient pas évidemment, retenu par le fragment inférieur dont la surface d'ostéotomie vient incessamment presser sur lui, mais il ne garde pas une position très favorable à l'excellence du résultat. Plus tard, lorsque la consolidation est faite ou suffisante, la traction se met à agir sur les muscles auxquels il fournit insertion, mais alors il existe déjà un angle entre les deux fragments ostéotomisés, les muscles insérés inférieurement ont donné, ou à peu près, tout ce qu'ils pouvaient sous l'effort de la traction, il s'ensuit une déperdition de forces désormais incapables d'agir suffisamment sur ceux qui ont jusque-là échappé à son action. Ce que nous venons de dire au point de vue du redressement s'applique également à la mobilisation, car, tant que la consolidation de l'ostéotomie ne s'est pas faite, on est sans action sur le levier flexible qu'est le fémur. Il faut attendre que, redevenu rigide, il puisse transmettre des mouvements à la nouvelle articulation. D'où une perte de temps notable qui permet le plus souvent une nouvelle fusion du fémur et du bassin, et une mobilité des plus précaires. C'est, en effet, par une mobilisation précoce que l'on peut espérer la plus grande étendue possible de mouvements et l'on se met, en faisant en même temps l'ostéotomie et la résection, dans les plus mauvaises conditions pour l'obtenir. L'examen des observations montre d'ailleurs le bien fondé de ces considérations, car, chez nos malades soumises à l'opération en un temps, la mobilité, quoique appréciable, est toujours assez rudimentaire. Elle se trouve au contraire plus étendue chez celle qui, n'ayant subi qu'une résection, a pu être mobilisée plus tôt. Encore y aurait-il quelques réserves à faire à cause de la suppuration, légère d'ailleurs, dont le foyer traumatique a été le siège.

L'opération en deux temps nous semble donc répondre

mieux aux indications. De même, comme il n'y aurait aucun avantage à commencer par l'ostéotomie, nous sommes d'avis de faire d'abord la résection puis, après six semaines ou deux mois d'extension continue et de mobilisation, de pratiquer l'ostéotomie. L'ordre inverse aurait pour inconvénient de laisser subsister, au moment de l'opération, un fragment menaçant pour les parties molles et d'aboutir à une consolidation à angle obtus transformant le fémur en un levier coudé. Si, au contraire, on commence par la résection, on a toute liberté pour allonger les muscles et mobiliser sa néarthrose; et si, par malheur, la correction de la flexion n'est pas obtenue d'une façon absolue, l'ostéotomie consécutive viendra compléter ce qu'aurait pu laisser d'insuffisant la première opération.

Donc, plus grande facilité de l'intervention, plus grande sécurité au point de vue de l'infection et des suites opératoires immédiates, sérieuses garanties au point de vue du redressement et de la mobilité, tels sont les avantages de l'opération en deux temps.

La grosse objection, celle qui empêche bien souvent le malade de l'accepter et le chirurgien d'avoir à la pratiquer, c'est la longueur même du traitement.

Proposer à un sujet, après l'avoir maintenu au lit pendant 2 et 3 mois, de lui faire une seconde opération et de le soumettre à une égale période d'extension pour le seul bénéfice de 2 à 3 centimètres à rendre à son membre, n'est pas chose facile.

Beaucoup, et c'est le cas de la malade de notre observation III, se déclareront satisfaits du redressement et de la mobilité que leur aura donnée la première intervention et feront bon marché de leur raccourcissement, préférant porter à tout jamais une chaussure orthopédique.

Cependant, nous ne croyons pas que cette objection soit de nature à faire rejeter le procédé, elle en limitera l'usage, voilà tout, mais il doit être recommandé pour toute une catégorie de malades patients, dociles et désireux de conserver, avec l'intégrité de leurs fonctions, l'esthétique de leur personne. Nous considérons donc l'opération en deux temps comme le procédé de choix, et, au contraire, l'opération en un temps comme procédé de nécessité quand les conditions d'existence, ou même le simple désir des malades ne permettent pas un traitement très prolongé. A côté de ces indications tirées de la nature même de l'opération à exécuter se placent celles qui découlent du degré de déformation du membre et de l'individu qui en est porteur.

Les sujets que nous avons eus à examiner présentaient tous des déformations extrêmes, c'est-à-dire une flexion très voisine de l'angle droit ou même le dépassant, jointe à une adduction très prononcée, c'est l'excès même de cette flexion qui a été le point de départ de la première opération et c'est, à notre sens, ce qui en constitue l'indication formelle. Dans les cas moins accusés où la flexion ne dépasse pas 30 ou 45°, par exemple, les opérations simples suffisent le plus souvent, car le redressement est plus facile, l'allongement des muscles mieux réalisable, puisqu'ils sont moins rétractés, l'ascension du fragment inférieur séparé du supérieur par l'ostéotomie ou la résection, moins étendue, toutes conditions dont l'ensemble est plus favorable.

Cependant, il ne faudrait pas prendre le degré de flexion comme unique critérium, car en dehors des cas où un léger degré de mobilité intraarticulaire subsiste, qui ne rentrent pas dans notre cadre actuel, il en existe d'autres où des lésions suppuratives prolongées ont rendu la fusion particulièrement intime et surtout par l'abondant tissu fibreux périarticulaire qu'elles ont déterminé rendront extrêmement pénibles et peut-être illusoires les manœuvres de redressement par l'extension continue. On comprend qu'alors, même avec une flexion relativement légère, il y ait lieu de pratiquer l'opération double. On facilite ainsi par la multiplicité des sections osseuses la mise en rectitude du membre inférieur, et si le bénéfice est précaire au point de vue de la mobilité, il est au contraire excellent en ce qui concerne la longueur et la direction. Cependant, pour être précis, nous serions tenté, en présence des cas qui nous sont passés sous les yeux, de proposer comme limite inférieure une flexion de 45° sur l'horizon, après réduction du tronc ramené dans la verticale, cela va sans dire. C'est là une indication qui n'a rien de fixe, nous le répétons, mais qui nous paraît répondre à la généralité des faits.

Nous n'insisterons pas sur la nécessité d'attendre la guérison parfaite des lésions en évolution. C'est là une indication banale, car, d'une part, tant qu'il subsiste un point osseux malade ou un abcès, c'est là que doit d'abord se porter l'attention du chirurgien et dans ces cas les moyens simples sont encore de mise avec le traitement approprié à chaque lésion. D'autre part, il y aurait fort à craindre qu'en voulant opérer en terrain infecté, quelque minutieux que puisse être le curage du foyer, une nouvelle suppuration ne se produise en compromettant gravement le résultat. Nous verrons en effet que c'est là un écueil dangereux à éviter et qu'il n'y a pas de pire ennemi de la mobilité néo-articulaire que la suppuration du foyer traumatique.

L'âge comporte aussi ses indications. Ce n'est évidemment pas dans l'enfance que l'on devra avoir recours à une opération complexe. C'est à l'âge adulte, ou à l'adolescence qu'elle restera réservée.

Ceci découle des conditions de frigidité des lésions causales, qui devront être aussi éloignées que possible, du développement des os, et de la résistance du sujet. Aussi bien à un âge plus tendre le traitement même de la coxalgie ou les opérations simples suffisent-elles. Ce sont dans les ankyloses anciennes solidement constituées et qui empruntent à l'âge un degré de fixité et de résistance particulières que les indications sont par conséquent les plus formelles. Cependant il est bien évident que dans ces limites mêmes le résultat sera d'autant plus satisfaisant que l'âge sera moins avancé et la déformation plus légère.

Enfin un élément qui ne devra pas être négligé sinon pour le parti à prendre, au moins pour le pronostic à porter au point de vue du résultat définitif sera le degré d'intelligence, d'énergie et de docilité du malade. Le traitement consécutif est long, pénible, ennuyeux et demande une collaboration de tous les instants de la part du sujet. Il faudra lui faire comprendre la nécessité de certains actes, obtenir de son énergie les mille mouvements de la gymnastique d'abord douloureux mais qui sont indispensables à la mobilisation de la hanche et une patience de plusieurs mois. Si donc on a affaire à des natures molles, inintelligentes ou apathiques, le chirurgien aurait-il par son opération tout préparé pour le mieux, on risque fort de voir le traitement consécutif mal suivi et le résultat rester incomplet. Nous en parlons bien entendu au seul point de vue de la mobilité articulaire, le redressement et l'allongement se faisant mécaniquement. Il en est de même pour le choix de l'opération en un ou deux temps et l'examen moral du malade, ses dispositions et ses désirs devront être examinés avec soin, et, si l'on pense ne pas pouvoir obtenir plus de deux ou trois mois de soumission, pratiquer de préférence la première.

Il y a donc dans les résultats définitifs une part assez large à faire au malade et l'on pourrait dire à sa psychologie ; il sera bon de ne pas négliger ce point de vue dans les considérations pronostiques qu'on sera appelé à formuler.

Nous serons brefs sur la question de contre-indications, Elles découlent d'ailleurs directement de ce que nous venons de dire dans tout le courant de ce chapitre.

En dehors de la question d'âge, nous avons dit dans quelle mesure, à part certains cas particuliers, le degré de flexion pourrait être pris comme formelle indication de l'opération. Au-dessous de cette limite il nous semble préférable de recourir à des moyens plus simples qui seront suivant les individus soit le simple redressement, soit l'ostéotomie oblique qui reste toujours l'intervention la plus précieuse. Quant au degré de mobilité il ne sera une contre-indication que dans le cas où il serait suffisant pour permettre par la seule extension continue d'obtenir un redressement notable. Dans les cas douteux il sera nécessaire de faire l'expérience même sous le chloroforme, et si par ce moyen on arrivait à imprimer des mouvements assez étendus au fémur, on soumettrait le malade à une extension continue progressivement croissante pendant 15 jours ou trois semaines. Les progrès de la mobilité et du redressement indiqueraient au bout de ce laps de temps si l'on peut exclusivement compter sur ce moyen. Dans le cas contraire, si le bénéfice était nul ou à peine appréciable, il y aurait indication d'aller par l'opération sanglante libérer cette tête trop intimement fixée au bassin. La mobilité réelle est donc une contre-indication à l'opération double que dans les cas où elle ne peut être accrue par la simple extension. A plus forte raison doit-elle être absolument négligée et doit-on agir comme pour une véritable ankylose osseuse dans ces cas où elle est tellement obscure que seul l'examen sous chloroforme permet d'affirmer qu'elle existe, et d'en marquer les limites.

Signalons aussi une contre-indication, exceptionnelle d'ailleurs, mais dont nous avons eu un exemple et qui nous paraît intéressante à relever. Il s'agissait d'un tailleur dont l'ankylose en flexion se prêtait admirablement à la position classique de travail, et ne le gênait que pour la marche. Or cet individu, décidé à se faire opérer mais prévenu de la possibilité d'une raideur plus ou moins accusée de sa jambe remise en rectitude, préféra renoncer au bénéfice de son opération, de crainte de ne pouvoir se plier aux exigences de sa profession.

L'extrême déformation du bassin et le raccourcissement exagéré du fémur constituent des contre-indications partielles, c'est-à-dire qu'elles ne permettent en aucun cas d'espérer ni de promettre un résultat parfait. Il subsistera toujours et quoi qu'on fasse au moins de la scoliose, une attitude vicieuse dans la position debout due à la projection du bassin en avant et un raccourcissement nécessitant le port d'une chaussure orthopédique. Un tel malade condamné autrefois à l'usage de la béquille deviendra un simple boiteux ; le bénéfice n'est pas à dédaigner dans tous les cas.

Les lésions en évolution contre-indiquent également l'exécution méthodique du procédé, mais si elles nécessitent une intervention chirurgicale, grattage ou résection, il sera au contraire indiqué de préparer les voies pour plus tard, et par exemple, de profiter du sommeil anesthésique pour mobiliser l'articulation ou redonner au membre une attitude ou une direction plus favorable au traitement consécutif. Encore faudrait-il être très réservé dans les cas où le foyer malade siègerait justement au niveau ou au voisinage direct de l'ankylose.

MANUEL OPÉRATOIRE.

Nous décrirons successivement les deux parties de l'opération, car, qu'elles soient pratiquées en une ou deux séances, chacune d'elles reste parfaitement distincte et il n'y a pour ainsi dire aucune modification à apporter au détail même du manuel opératoire.

Voici comment on procède : le malade étant endormi repose sur le côté sain, son tronc est légèrement incliné en avant et son bassin appuie sur un large coussin de sable. La hanche ankylosée, cuisse fléchie, se présente donc à l'opérateur et le grand trochanter fait saillie sous les téguments. Un aide qui se tient au pied de la table d'opération tient le membre inférieur et sera chargé pendant tout le cours de l'opération de lui imprimer les mouvements nécessaires pour la facile exécution des différents temps.

Après lavage de la région au savon, à l'alcool, à l'éther, et au sublimé comme d'usage, le chirurgien se place du côté malade regardant vers la tête du patient s'il s'agit du côté droit, vers les pieds au contraire, s'il s'agit du côté gauche. Le plateau d'instrument est à sa gauche et son aide en face de lui et du même côté.

Ainsi placé, tracez sur la face externe de la cuisse suivant exactement la direction du fémur une incision longue de 12 à 15 centimètres qui commence ou finit au-dessus et en arrière du grand trochanter et le contourne en forme de crosse passant à 3 centimètres au-dessus de lui. Si l'opération doit être faite en un seul temps, on fait d'emblée l'incision totale pour la résection et l'ostéotomie. Incisez franchement le tissu cellulaire, l'aponévrose, puis les fibres musculaires du moyen fessier en haut et séparez autant que possible en bas les fibres du tenseur du fascia lata. Hémostase facile et rapide de tous les vaisseaux qui donnent. Ceci étant fait, abandonnez le bistouri et introduisez le doigt qui reconnaît dans la partie supérieure de l'incision les fibres musculaires du moyen fessier divisé et l'ankylose qu'il va falloir attaquer avec le ciseau. Avec ce doigt comme guide et constamment maintenu au fond de la plaie, ruginez fortement avec la grosse rugine courbe de façon à détacher complètement tout le manchon fibreux périarticulaire. Ceci ne se fait que lentement et par poussées successives, l'hémorragie en nappe est peu importante, et l'aide éponge à chaque instant le foyer opératoire.

Ceci étant fait, le grand trochanter étant bien dénudé ainsi que ce qui correspond à la partie supérieure du col fémoral rendue accessible à l'œil et aux instruments, placez deux larges écarteurs qui relèvent et abaissent fortement la lèvre de l'incision et vont vous permettre de ne pas quitter des yeux le massif osseux à attaquer. Prenez alors le ciseau courbe large de 3 centimètres et demi et incliné sur son axe à angle obtus au niveau du manche et attaquez au ras de l'os iliaque tout à fait en arrière en vous dirigeant de bas en haut et d'arrière en avant.

Quelques coups de maillet vous font pénétrer à 2 centimètres de profondeur. Laissez votre ciseau en place et avec un second ciseau de même forme attaquez en avant votre massif, vous dirigeant cette fois d'avant en arrière et de haut en bas. Même manœuvre que précédemment, après quoi les deux ciseaux sont retirés et une troisième attaque est faite en haut dans une direction voisine de l'axe même du fémur. Rejoignez de cette façon les deux premières sections en inclinant successivement en bas ou en haut votre ostéotome suivant les besoins et l'épaisseur de l'os à sectionner.

Lorsque, après avoir rejoint vos deux précédentes sections, le ciseau a pénétré de 4 ou 5 centimètres, commandez à l'aide, qui jusqu'à ce moment est resté inactif, d'imprimer quelques mouvements d'adduction forcée ou d'extension, de cette façon vous constatez où en est votre libération et s'il subsiste en bas un point osseux à sectionner. Complétez à petits coups cette section vers le bas en dirigeant alternativement votre ciseau dans toutes les directions : imprimez de temps en temps quelques pesées, bientôt un craquement se fera entendre et le membre obéira à l'effort de l'aide chargé du redressement. Des mouvements étendus sont éxécutés, bien que sans violence, pour rompre les débris de tissus fibreux qui subsistent et l'on tente d'obtenir la rectitude. On n'y parvient pas toujours à cause de l'irrégularité de l'os et de la rétraction musculaire. Il faut d'ailleurs, après une hémostase soignée obtenue par un tamponnement de quelques minutes, mettre le membre en rotation externe et avec le ciseau droit régulariser cette tête en enlevant les saillies osseuses exubérantes, élargir, nettoyer, agrandir avec la grande curette coupante la cavité correspondante. Telle est la première partie de l'opération à laquelle on peut se borner.

Pour pratiquer le second temps, reprenez le bistouri et incisez les parties molles à 1 centimètre au-dessous de la ligne intertrochantérienne, découvrez l'os et ruginez-le soigneusement sur une petite étendue. Ceci fait, prenez un ostéotome plat, large de 4 centimètres et appliquez-le sur le milieu de cette ligne, en le dirigeant en bas en dedans et en arrière dans la direction du petit trochanter. Quelques coups de maillet le font pénétrer de 2 à 3 centimètres. Comme précédemment laissez-le en place, tandis qu'avec un second ostéotome de moindre largeur vous allez attaquer le bord interne du fémur suivant une ligne qui continue en dedans votre première section. Ce second ciseau étant fixé à son tour profondément dans l'os, un troisième ciseau est appliqué sur le grand trochanter à la partie externe de la ligne d'ostéotomie qu'il complète. Les trois instruments étant ainsi placés, frappez alternativement sur l'un et sur l'autre et vous compléterez ainsi votre section osseuse sans éclat, et sans échappée. On libère au moyen de mouvements imprimés au fémur les brides fibreuses qui retiennent encore le fragment et l'on met dans la rectitude. L'aide chargé du maintien du membre inférieur reste en place pendant tout ce temps, il exécute les quelques mouvements nécessaires à l'hémostase et au nettoyage du foyer traumatique et veille à la

rectitude et à l'immobilisation du membre pendant l'exécution du dernier temps et du pansement.

Les deux opérations se font sans qu'il y ait une perte
de sang réelle, quelques rares artérioles nécessitent toutefois la pose de catguts. Puis, la plaie étant épongée, un
drain est placé au fond de la cavité cotyloïde reformée, les
parties molles sont suturées par des points profonds et la
peau affrontée par des points superficiels ne laisse que le
passage du drain.

Cette dernière prescription ne s'applique évidemment qu'à l'opération en un temps ou au 1er temps
de l'opération double, la pratique seule de l'ostéotomie ne
nécessitant que dans les cas exceptionnels le drainage de
la plaie.

Il convient d'insister sur la perfection de l'hémostase
avant fermeture du foyer, et sur son exact nettoyage.
Quoi qu'on fasse, le suintement est toujours considérable;
il faut donc essayer de réduire le plus possible l'épanchement sanguin si important au sein de ces foyers dilacérés,
au point de vue de l'infection. Les soins d'asepsie préa-
lable devront être également surveillés avec soin et au
besoin, si les manœuvres ont été tant soit peu longues
ou pénibles, il sera bon de laver largement la plaie avec
une solution antiseptique, sans cependant recourir au
chlorure de zinc, dont les propriétés sclérogènes iraient à
l'encontre du but. Il est, en effet, capital d'éviter par tous
les moyens l'infection de la plaie et la suppuration même
superficielle des tissus, qui a pour effet la production de
tissu fibreux qui nuit considérablement à la mobilité ultérieure de la jointure.

Un pansement épais est fortement appliqué sur la hanche au moyen d'un spica et l'appareil d'Hennequin est placé.

Au cours des manœuvres nécessitées par le pansement et la pose de cet appareil, l'aide maintiendra le membre dans une position fixe pour éviter les mouvements intempestifs des fragments qui ne pourraient avoir pour résultat que d'augmenter le traumatisme ou faire saigner les surfaces avivées.

On recouvre donc le membre en partant du pied jusqu'à la partie moyenne de la cuisse, empiétant par conséquent sur l'extrémité inférieure du pansement de la hanche, d'une épaisse couche d'ouate que l'on fixe au moyen d'une bande de toile neuve comme un appareil ouaté compressif ordinaire. Un léger degré de flexion est imprimé au genou et le tout est maintenu par une bande de tarlatane appliquée humide de façon à bien fixer les bandes de toile sans avoir recours aux épingles.

Un drap fanon plié en forme de cravate est placé en 8 de chiffre autour de l'articulation du genou, de façon que sa partie moyenne appuie sur la face antérieure et inférieure de la cuisse, son entrecroisement répondant au creux poplité. L'extrémité des chefs est nouée par un nœud plat en avant de la jambe et sert de point d'attache pour la corde de traction.

De cette façon la force est appliquée par l'intermédiaire de la jambe sur le fémur et la déperdition de forces, due au glissement des parties molles, réduite à son minimum.

C'est alors seulement que le malade est reporté dans son lit. Entre temps, le matelas a été évidé dans sa partie correspondant à la jambe du côté malade, il repose sur un plan résistant, il ne reste plus qu'à fixer au lacs extenseur une corde passant sur une poulie de réflexion et supportant un poids de 3 kilogrammes.

Le temps nécessaire à l'opération sanglante proprement dite peut ne pas excéder 45 minutes pour la résection et l'ostéotomie combinées. Il se réduit à une demi-heure environ si l'on ne pratique dans une seule séance qu'une des deux. Dans le second cas le nettoyage et le drainage de la plaie ayant été faits comme il a été dit plus haut, l'extension est placée avec les précautions d'usage, mais comme il n'existe là aucune pointe osseuse menaçante et que le foyer traumatique est unique, toutes les manœuvres en sont facilitées. Lorsque deux ou trois mois après on pratique l'ostéotomie, il suffira de prolonger l'incision précédemment tracée et actuellement cicatrisée et la section osseuse étant faite de fermer complètement avec des fils profonds et superficiels sans drainage, Un pansement régulièrement serré et facile à appliquer sur cette région suffit à empêcher tout épanchement sanguin excessif. Mais ici il faudra prendre un soin tout particulier pour la pose de l'appareil à extension, afin de remuer le membre le moins possible. Inutile d'ajouter que la corde de traction est fixée au lacs extenseur de façon à corriger la tendance à la rotation interne et à obtenir un léger degré d'abduction.

SOINS CONSÉCUTIFS. — RÉSULTATS.

Le traitement consécutif doit être l'objet de soins tout
particuliers, car en l'espèce, il a plus d'importance que
l'opération elle-même pour le résultat définitif. Quelle qu'ait
été l'habileté du chirurgien dans l'exécution des différentes
manœuvres, la facilité et la perfection du redressement et
l'excellence du résultat immédiat, tout cela restera lettre
morte, si, par une surveillance de tous les instants portant
sur le détail du traitement, on n'arrive à conserver et à fixer
à titre définitif ce premier succès opératoire.

Nous considérerons d'abord la façon de diriger le traitement lorsque l'opération est faite en deux temps et nous
indiquerons les modifications à y apporter si l'on est contraint à opérer en une seule et même séance.

Le malade étant installé dans son lit avec l'appareil à
extension, comme il a été dit plus haut, il n'y a en général pas lieu de toucher au pansement avant le cinquième ou
sixième jour. Exceptionnellement, comme dans le cas de
notre observation I, l'abondance du suintement sanguin
nécessitera une compression particulièrement énergique.
De même si avant cette limite en dehors même de tout

symptôme inquiétant les pièces extérieures du pansement étaient tachées il faudrait les retirer et, sans toutefois découvrir la plaie, les remplacer par de la ouate et un bandage propres. De cette façon on évite les causes de contamination secondaire de la plaie. Enfin, au point de vue général, si on avait affaire à un sujet faible, que la perte de sang ait été un peu abondante avec un certain état de shock, on trouverait dans les injections sous-cutanées de sérum artificiel un stimulant suffisant pour tous les cas. Vers le troisième jour s'il n'y a pas eu de selle spontanée, on administre un purgatif. Le cinquième ou plutôt le sixième jour on pratique le premier pansement. A cet effet, le poids est détaché et le membre confié à un aide chargé de lui imprimer les mouvements indispensables, tout en le maintenant doucement et sans violence afin d'éviter les heurts, les chutes et la douleur qui en résulterait.

Le spica est coupé et les pièces de pansement enlevées avec précautions. Lorsque la plaie est découverte, on enlève avec douceur le drain de gros calibre placé à la partie supérieure de la plaie et qui laisse en général écouler quelques gouttes de sérosité noirâtre ou même des petits caillots sanguins. Avec des tampons imbibés de sublimé au millième on nettoie sans inonder les pourtours de la plaie toujours plus ou moins tachés de sang, on presse légèrement sur le trajet du drain pour en faire sortir la sérosité sans cependant faire saigner de nouveau ; et ceci étant très rapidement exécuté, on recouvre le tout d'une gaze aseptique après avoir réintroduit un drain de petit calibre et de moindre longueur. Une couche d'ouate hydrophile et d'ouate ordinaire est placée en forme de spica et comme cette fois la compression est inutile, il est plus simple pour la commodité des manœuvres et le bien-être du malade de maintenir le tout au moyen d'un bandage de corps sur lequel vient se fixer par des épingles un drap fanon plié en cravate large de 20 à 25 centimètres, embrassant en sautoir la racine de la cuisse.

De cette façon on imprime au membre le minimum de mouvements et c'est presque sans douleur que le malade est remis dans sa position primitive. Il est, en effet, très important à ce moment d'éviter tout nouveau suintement sanguin au sein du foyer traumatique.

La corde à extension est replacée et si les 3 kilogrammes du début ont été bien supportés, on peut y ajouter 500 grammes. On continue ainsi de deux jours en deux jours à augmenter le poids de traction et l'on arrive facilement dans la majorité des cas à 6 et même 7 kilogrammes vers le onzième jour de traitement.

Vers le douzième jour on fait le second pansement qui permet d'enlever les fils et le drain. Le trajet de celui-ci est légèrement exprimé pour voir s'il ne laisse écouler aucune trace de pus. Après quoi, on panse comme précédemment à plat en laissant la cicatrisation se compléter. Cette façon d'agir ne s'adresse qu'au cas où aucun incident ne survient. Pour peu qu'il y ait de la fièvre non justifiée d'autre part par de la constipation ou quelque autre cause, qu'il y ait de la rougeur de la plaie, de la douleur ou que le trajet du drain laisse écouler du pus, il faudra évidemment faire de plus nombreux pansements, drainer jusqu'à complète cicatrisation des foyers et au besoin désunir en partie la plaie. Cet accident, qui ne peut pas être toujours évité à cause de la complexité de l'acte opératoire et de l'étendue du traumatisme, est, nous le répétons, un très fâcheux contre-temps, car d'une part il retarde la mobilisation de la jointure et, d'autre part, donne naissance à un tissu fibreux qui en compromettra l'étendue.

Quoi qu'il en soit, dans les cas les plus favorables il sera bon de commencer dès ce moment, c'est-à-dire vers le 15° jour, les manœuvres de mobilisation. On ne fait d'ailleurs en ceci qu'obéir aux prescriptions qui régissent le traitement des résections dans les articulations de grande mobilité telle que l'épaule ou le coude. On imprimera donc d'abord au membre inférieur un mouvement de rotation, alternativement interne et externe autour de son axe en prenant le genou comme point d'appui, le membre reposant dans toute sa longueur sur le plan du lit. Cette manœuvre très simple ébranle très peu le malade et est le plus souvent très peu douloureuse. D'ailleurs si on se heurte à quelque mouvement de défense de sa part on borne là cette première manœuvre, quitte à la répéter le jour suivant avec toute la douceur désirable. Peu à peu le mouvement devient plus facile et l'on arrive à faire littéralement rouler le membre sur le plan du lit. On peut alors imprimer quelques mouvements de flexion en fixant le bassin au moyen de la main gauche, par exemple s'il s'agit du membre droit et en soulevant la cuisse de la main droite passée sous le creux poplité.

Les mouvements sont d'abord très limités, mais il faut agir avec la plus grande douceur et aussi beaucoup de persévérance, et l'on arrive alors peu à peu à leur donner une certaine étendue qui, combinée avec le mouvement de rotation précédemment obtenu, mène au mouvement de circumduction.

En dehors de la légère douleur que toutes ces manœuvres occasionnent, d'où une défense instinctive de la part du sujet, on se rend compte que le principal obstacle n'est pas tant dans l'articulation que dans la rétraction des muscles. L'extension continue n'a pas encore fait son œuvre, aussi est-il nécessaire d'imprimer les mouvements d'une façon continue afin de rompre par une sorte de massage leur résistance.

Ces manœuvres manuelles prudemment conduites peuvent sans inconvénient être répétées chaque jour. Elles se complètent bientôt par l'autorisation qu'on peut donner au malade dès le 20ᵉ ou 25ᵉ jour de s'asseoir sur son lit. Dans les premiers temps il aura besoin pour se tenir dans cette position d'être calé en arrière, les mouvements se passeront en grande partie dans la colonne vertébrale, mais bientôt à force de se coucher et de s'asseoir, son articulation s'assouplira, et l'étendue des mouvements augmentera. C'est alors qu'il faut faire surtout appel à son intelligence et à son énergie, et c'est pour toute cette partie si importante du traitement qu'on obtiendra les résultats les meilleurs des individus les plus dociles à cet égard.

Un certain nombre de moyens accessoires peuvent d'ailleurs venir en aide à tous ces efforts. Comme le plus souvent il subsiste un certain degré de flexion due à l'imperfection de la réduction première et à la tendance qu'ont les muscles incomplètement vaincus à fixer dans cette attitude la jointure mobilisée, il est bon de diriger la trac-

tion en hyperextension. A cet effet M. Hennequin a fait
construire un cadre composé de deux tiges de bambou
longitudinales entre lesquelles sont tendues des sangles.
Vers la partie moyenne les tiges sont articulées et un support en fer est fixé à ce niveau par ses deux extrémités
verticales passant dans une gorge. De cette façon on peut
élever la partie correspondante du cadre et la fixer à la
hauteur voulue au moyen de vis immobilisant le support
dans la gorge latérale. Le malade a de ce fait le bassin
surélevé. Le corps s'allonge en descendant vers la tête,
et la traction sur le membre inférieur se faisant horizon-
talement ou même un peu en bas force l'articulation à
s'ouvrir de plus en plus. La même action est réalisée par
l'emploi d'un coussin de crin en forme de pupitre très
fortement bourré et capitonné sur lequel on étend le
malade de façon que le bassin repose sur la partie la
plus élevée de celui-ci. Les coussins construits sur les
indications de M. Hennequin et dont a fait usage pour
les malades de nos observations avaient comme dimension 65 centimètres de côté et 12 à 18 centimètres
de hauteur au point culminant.

Pour faciliter encore les manœuvres et augmenter
l'étendue des mouvements, on peut fixer au pied du lit un
lacs élastique, embrassant le dos au niveau des aisselles et
qui a pour effet d'accuser la flexion du tronc sur le membre inférieur. Inversement, si l'on a été amené par la résistance de la jointure à l'hyperextension à pousser la traction
au delà de 8 kilogrammes, il sera bon de maintenir le corps
au moyen d'un lacs périnéal attaché à la tête du lit. De
cette façon le malade ne sera pas continuellement entraîné

par sa traction et le maximum d'action sera obtenu.

On peut ainsi varier tous ces moyens, usant alternativement de l'un et de l'autre au mieux des indications particulières qui surgissent et sans que le malade ait à souffrir ou à se lasser de leur continuité.

Au bout de 2 à 3 mois, suivant la résistance du sujet, lorsque les muscles auront cédé à l'extension, on pratiquera l'ostéotomie et l'on pourra profiter du sommeil chloroformique pour examiner à fond l'articulation au point de vue de la mobilité et au besoin en augmenter l'étendue dans tous les sens par des manœuvres appropriées dépassant notablement la limite des mouvements spontanés ou provoqués à l'état de veille. Après l'opération on réapplique un appareil ouaté compressif et l'extension comme précédemment, mais en ayant soin de diminuer les poids à 3 kilogrammes, une traction plus énergique pouvant après ce nouveau traumatisme être douloureuse ; on arrive d'ailleurs assez vite d'une façon progressive comme la première fois à 7 ou 8 kilogrammes.

Les soins sont à cette période ceux d'une fracture de cuisse. L'absence habituelle de drainage dispense d'un pansement précoce, il suffit donc de lever celui-ci vers le douzième ou quinzième jour pour retirer les fils, il n'y a du côté de la plaie opératoire nulle indication particulière. La mobilisation manuelle est suspendue comme de juste, mais il faut continuer à faire asseoir et coucher le malade dans la position normale, c'est-à-dire sans les artifices du cadre et du coussin qui pourraient avoir pour inconvénient de provoquer une consolidation angulaire du fémur. D'ailleurs à ce moment la mobilité articulaire, aidée encore par les manœuvres sous chloroforme dont nous avons parlé plus haut doit être suffisante pour être facilement entretenue de cette façon.

Cette seconde période de traitement dure encore environ deux ou trois mois. Dès le deuxième mois on peut retirer la gouttière crurale et imprimer au membre des mouvements rendus possibles par la consolidation du levier osseux, mais il est bon de continuer l'extension au delà de ce terme jusqu'à rigidité parfaite du cal.

Quelques modifications, on le comprend, doivent être apportées à ce traitement lorsqu'on est contraint de pratiquer les deux opérations en un seul temps. Du côté de la plaie le traumatisme et le décollement plus étendus obligent à une surveillance plus attentive et à des précautions plus minutieuses et d'autre part toute manœuvre manuelle de mobilisation devra être évitée au moins avant la sixième semaine, on devra se borner à asseoir le malade vers la fin du premier mois et à attendre pour tout le reste la guérison de l'ostéotomie.

On comprend que pendant ce temps, malgré la perte de substance pratiquée au niveau de la hanche et la traction énergique de l'extension, il y ait fort à craindre qu'une fusion plus ou moins serrée ne se reproduise malgré tous les efforts, en l'absence même de toute suppuration profonde ou superficielle. Si celle-ci se produit, c'est l'impossibilité presque assurée d'obtenir une mobilité sérieuse.

Nous aurions désiré donner à l'appui de notre thèse deux séries d'observations, l'une se rapportant à l'opération en un temps, l'autre à l'opération en deux temps que nous devons considérer comme méthode de choix.

Malheureusement l'occasion ne s'est pas présentée de l'exécuter. Nous devrons donc nous borner à publier les deux observations de la première série en les comparant à notre obsersation III qui ne réalise que le premier temps de l'opération complète. Quels sont donc ces résultats?

Nous avons à envisager le bénéfice acquis au triple point de vue du redressement, de l'allongement et de la mobilité de l'articulation.

Dans notre observation I le redressement sans être parfait est cependant satisfaisant, puisqu'il suffit d'incliner le membre à 15° pour supprimer complètement toute ensellure, d'ailleurs la différence de 33 centimètres à 41°,5, distance de l'épine A. S. à l'interligne articulaire du genou, représente le gain réalisé sur la flexion. L'allongement mesuré du grand trochanter à l'interligne articulaire du genou n'a été que de 1 centimètre (39 avant, 40 après), ce qui constitue un résultat inférieur à celui qu'on peut attendre de l'ostéotomie oblique. La raison en est dans la rétraction extrême des muscles que l'extension est impuissante à vaincre pendant la période de consolidation du cal. Pendant tout le temps que son effort se porte sur l'obstacle au redressement il ne peut y avoir aucune tendance à descendre de la part du fragment inférieur du fémur, d'où un manque d'allongement de l'os. Mais ce qui fait le plus défaut, c'est la mobilité qui ne permet même pas à la malade de s'asseoir dans son lit sans soutien. Dans ce cas nous avions affaire à un sujet apathique se prêtant fort mal à la gymnastique post-opératoire et de plus la suppuration du foyer a empêché pendant longtemps la mise en œuvre de tous les moyens et n'a pas peu contribué au rétablissement de l'ankylose. D'où, en fin de compte, un résultat satisfaisant au point de vue redressement, mais insuffisant comme allongement et à peu près nul quant à la mobilité.

Mêmes remarques pour la malade de l'observation II. Redressement suffisant puisque, l'ensellure réduite, le membre ne s'incline que de 15° sur l'horizon, mais allongement précaire puisque le malade debout repose encore en équinisme forcé et mobilité qui laisse à désirer ; et pourtant il n'y a eu ici aucune suppuration à incriminer. En ce qui concerne la mobilité, nous ferons remarquer à propos de cette malade que les mouvements de rotation externe et interne peuvent être assez étendus sans que pour cela la flexion soit plus facile. Dans ce cas, en effet, il suffit de saisir la rotule pour faire rouler sans effort tout le membre sur le plan du lit sans mouvoir le bassin et si l'on cherche à fléchir la cuisse, on est vite arrêté et celui-ci est entraîné. D'ailleurs, il en est de cette malade, comme de la précédente, au point de vue de l'intelligence et tout a été rendu particulièrement difficile à cause de cela.

Enfin la malade de l'observation III nous présente un autre type. Le redressement est un peu moins parfait que chez les deux malades précédentes ; l'allongement n'est pas à comparer puisqu'il n'a pu porter que sur la correction de la flexion elle-même, mais par contre, il y a une mobilité articulaire beaucoup plus parfaite.

Il est vrai qu'ici nous n'avons pas eu de suppuration. Cependant, le trajet des drains très profond et de gros calibre a occasionné un suintement un peu prolongé et retardé dans une certaine mesure la pratique de la mobilisation. Disons aussi qu'au moment où cette malade a été opérée nous étions dans une période d'essai et nous n'étions pas aussi persuadés que nous le sommes maintenant de la nécessité extrême d'une mobilisation précoce et renouvelée chaque jour avec une persévérance à toute épreuve.

Sous ce rapport ce traitement consécutif n'a peut-être pas été mené avec toute la rigueur désirable. Quoi qu'il en soit, il a donné un résultat manifestement supérieur à l'autre au point de vue de la mobilité. Nous n'hésitons donc pas à dire que c'était bien là la marche à suivre et nous ne doutons pas que si cette malade voulait se soumettre au second temps de l'opération on n'arriverait à compléter ce que le redressement a d'insuffisant, à redonner au membre, au moins en partie, la longueur qui lui manque, somme toute, à le remettre dans des conditions aussi voisines que possible de l'état normal.

OBSERVATIONS

OBSERVATION I

(Voir planches I et II).

Jeanne N..., riveuse, 16 ans, entre à l'hôpital Saint-Louis le
2 novembre 1897.

L'histoire de cette malade se résume en peu de mots. L'enfant
fut atteinte d'une coxalgie qui évolua à partir de l'âge de 7 ans.
La maladie présenta des rémissions et des poussées aiguës avec
formation d'abcès cruraux. Cette affection fut mal soignée, sans
méthode, la malade se leva prématurément et marcha avant la
guérison. Ce ne serait qu'à l'âge de 12 ans, époque de la formation que la malade, abandonnant les béquilles dont elle s'était
servie jusque-là, aurait vu sa jambe se mettre en flexion et adduction. Elle n'a jamais porté d'appareil et continua à marcher sans
douleur avec une forte claudication par le fait de la flexion
croissante du membre.

A son entrée dans le service, on constate l'état suivant : Le
membre inférieur droit est en flexion et adduction très prononcées.
L'angle de flexion est de 90° environ, il y a une atrophie marquée
de toutes les masses musculaires. La fesse est globuleuse et il
existe une luxation de la tête fémorale dans la fosse iliaque, avec
ankylose osseuse. (Voir planche I.)

Mensuration :

1° De l'épine iliaque A. S. à l'interligne articulaire du genou :

  Côté sain. . . . . 44 centimètres

  — malade. 33   —

2° Du sommet du grand trochanter à l'interligne articulaire du genou :

        Côté sain. . . . . . . 43 centimètres

        — malade. . . . . . 39 —

3° De l'interligne articulaire du genou à la pointe des malléoles :

        Côté sain. . . . . . . 36 centimètres

        — malade. 35, 5

Dans la station debout, l'ensellure étant corrigée, le talon est à 33 centimètres du sol.

Le sommet du grand trochanter dépasse de 4 à $4^{cm},5$ la ligne de Roser-Nélaton.

Opération, le 18 novembre 1897. — Anesthésie au chloroforme.

Incision légèrement côurbe suivant sensiblement la direction du fémur à l'union de la face antérieure et de la face externe et remontant à environ 4 travers de doigt au-dessus du grand trochanter. Les parties molles sont incisées et la face externe du fémur découverte. L'ostéotomie est alors effectuée après décollement attentif du périoste, en partant presque du sommet du grand trochanter en dehors et aboutissant en dedans, au-dessous du petit, suivant ainsi une ligne d'ostéotomie oblique de 8 à 10 centimètres environ parallèle à la ligne inter-trochantérienne.

Cette section osseuse est amorcée en haut avec un ostéotome de largeur moyenne, bientôt remplacé, à mesure que l'on descend, par l'ostéotome large de 4 centimètres. Celui-ci est laissé en place à la partie moyenne pendant qu'avec un second ciseau on trace la partie interne de la ligne d'ostéotomie. Ce second ciseau laissé aussi en place dans la partie inférieure de la section, on complète par en haut l'ostéotomie au moyen d'un troisième instrument qui, descendant de proche en proche, libère peu à peu les 2 premiers qui lui servent de guide.

La résistance osseuse une fois vaincue, on imprime des mouvements au membre inférieur ; ces mouvements rompent quelques fibres musculaires et tendineuses et on tente de mettre le

membre dans la rectitude. Dans ce mouvement le fragment supérieur fixé au bassin conservant sa position vicieuse, fait une
forte saillie à la partie antéro-interne de la cuisse, saillie d'autant
plus dangereuse que le fragment est très effilé à son extrémité.
Il convient donc de le mobiliser pour le mettre dans une position
à peu près normale qui lui permette d'entrer en contact avec le
fragment inférieur en évitant toute blessure des parties molles et
des vaisseaux.

Pour ce faire on pratique une véritable résection inter-fémoro-
iliaque rendue très laborieuse par la dureté extrême de l'os ; on
complète cette résection par l'ablation de coins osseux qui gênent
la mise en rectitude du fragment. Cette nouvelle opération est
pratiquée au moyen des ostéotomes moyens aidés à différentes
reprises de l'ostéotome étroit et du coin. On poursuit l'ablation
des parcelles osseuses en enlevant successivement tout ce qui
gêne et après deux ou trois essais, la position voulue étant obtenue, le membre est maintenu en place.

Lavage de la plaie, très anfractueuse et très saignante, avec
la solution phéniquée forte, suture profonde et superficielle,
après avoir placé un gros drain émergeant à peu près en regard
du grand trochanter. L'appareil à extension d'Hennequin est alors
mis en place. Rien à signaler durant les premiers jours. Au sixième
jour on défait le pansement, quelques fils sont retirés ainsi que
le drain, remplacé par un autre de plus petit calibre. Mais à partir
de ce moment la température s'élève, la malade souffre et se
plaint de sa jambe. Elle aurait, paraît-il, touché à sa plaie sous le
pansement avec ses doigts ou un objet malpropre sous prétexte
de démangeaisons. Toujours est-il que, ce second pansement
levé, on découvre une région rouge, tendue, douloureuse, qui
nécessite la discission partielle de la cicatrice qui laisse échapper
du pus.

Suppuration prolongée mais superficielle pendant près de
deux mois, sans réaction générale cependant, au cours de laquelle la santé est restée excellente et le traitement de l'ostéotomie a pu continuer comme si de rien n'était.

L'extension, commencée à 3 kilogrammes et progressivement élevée jusqu'à 6 et 7 kilogrammes, est bien supportée. Cependant il se développe sur le bord inférieur de la rotule et sur la tête du péroné une petite escarre peu profonde et presque indolore.

La malade n'est autorisée à s'asseoir sur son lit que dans les premiers jours de janvier 1898, et dès que l'examen de la cuisse est possible on constate *que la mobilité en est précaire*.

Le 21 janvier, comme il existe toujours un certain degré de flexion, la malade est mise sur un plan incliné de façon à faire de l'hyperextension. De plus, on assied de force la malade sur le point culminant du coussin et on la maintient par une sangle à traction élastique fixée au pied du lit. De cette façon on force la flexion et l'extension de la cuisse à se faire suivant la position dans laquelle se place la malade. Malgré tout, on mobilise assez peu la néarthrose et tout ce qu'on peut obtenir se passe en grande partie dans la colonne vertébrale. D'ailleurs la malade, assez apathique, se prête mal à toute cette gymnastique et ne s'exerce pas elle-même à prendre ces différentes attitudes.

Pour favoriser l'action de la traction élastique on installe une contre-extension sur le bassin au moyen d'un lacs périnéal fixé à la tête du lit. Malgré tout, le 1er mars on constate que les mouvements dans l'articulation sont extrêmement limités et que la cuisse est pour ainsi dire fixée en flexion légère avec une légère ensellure irréductible.

Le 29 avril, la malade sort de l'hôpital avec une différence de 2 centimètres entre le membre sain et le membre malade. Les mouvements de flexion et de rotation du fémur sont possibles mais très limités, et il existe une ensellure assez marquée.

Revue le 15 juin, la mensuration des membres donne les résultats suivants :

1° De l'épine iliaque A. S. à la malléole externe :

Côté sain. . . . . . . 78 centimètres
— malade. . . . . . 76 —

2° De l'épine iliaque A. S. à la plante du pied :

      Côté sain. . . . . . . 83 centimètres

      — malade. 81   —

      Fémur sain. 43   —

      — malade. 40   —

4° De l'épine iliaque A. S. à l'interligne articulaire du genou :

      Côté sain. . . . . . . 44 centimètres

      — malade. 41, 5

Les mouvements de flexion et de rotation sont extrêmement limités.

Il subsiste encore un peu d'adduction avec descente de l'épine iliaque. Pas de rétraction tendineuse.

Le grand trochanter est déformé et mal perceptible, adhérent au point de la cicatrice qui a suppuré.

La malade ne peut pas s'asseoir complètement sur son lit, elle reste inclinée environ à 45°.

Dans la station debout le membre se porte naturellement en rotation externe et le pied repose par toute sa plante sur le sol. (Voir planche II.)

Pour corriger l'ensellure il faut incliner la cuisse de 15 à 20° sur l'horizon et dans cette position le pied est à 11 centimètres au-dessus du sol, ce qui représente un bénéfice de 22 centimètres, sur la position primitive.

La direction du membre est donc satisfaisante ainsi que la longueur, mais la mobilité laisse beaucoup à désirer. Sur un siège la malade ne peut s'asseoir qu'à la condition de tenir sa jambe allongée. Elle marche d'ailleurs bien, sans fatigue ni difficulté, avec une chaussure ordinaire.

OBSERVATION II

(Voir planche III et IV.)

Marie M..., âgée de 16 ans et demi, entre à l'hôpital Saint-Louis à la fin du mois de juillet 1897.

L'affection remonte à l'âge de 4 ans, époque où après une

chute la malade aurait commencé à souffrir de la hanche, et se serait alitée. Après un traitement sur lequel elle ne peut donner aucun détail, mais qui dura plusieurs années, elle put enfin se remettre sur ses jambes, mais déjà la cuisse était fortement fléchie sur le bassin et depuis cette déformation s'est accusée encore.

A son entrée à l'hôpital, on constate l'état suivant :

La cuisse droite est fléchie sur le bassin et presque à angle droit ; elle est de plus en adduction très accusée. La fesse est globuleuse et dans la région trochantérienne on remarque une cicatrice déprimée et irrégulière, vestige d'un abcès froid ouvert à l'extérieur. Il n'existe pas de scoliose à proprement parler, c'est-à-dire pas de déviation permanente du rachis, mais seulement une courbure due au raccourcissement du membre, car lorsqu'on élève suffisamment le pied au-dessus du sol, en lui donnant un point d'appui, le rachis se redresse complètement.

Le fémur paraît extrêmement raccourci et le pied reste constamment en équinisme forcé. (Voir p anche III.)

Aucun autre signe de tuberculose, pas d'autre lésion. Signalons cependant l'inintelligence et la mauvaise volonté de la malade qui se prête fort mal à un examen approfondi.

Mensurations :

1° De l'épine iliaque A. S. à l'interligne articulaire du genou :

      Côté sain. . . . . . 43 centimètres.

      Côté malade. . . . 35 —

2° Du sommet du grand trochanter à l'interligne articulaire du genou :

      Côté sain. . . . . . 41 centimètres.

      Côté malade. . . . . 38 —

De la plante du pied au sol après correction de l'ensellure, on mesure 29 centimètres.

Opération, le 2 août 1897. Anesthésie au chloroforme.

Incision de 15 centimètres légèrement concave en avant commençant à 3 centimètres au-dessus du grand trochanter et suivant en descendant le bord externe du fémur.

Le moyen fessier est divisé et entre ses fibres écartées on tombe sur l'ankylose osseuse du fémur à l'os des îles.

Ce massif osseux ayant été ruginé et dégagé de son périoste, deux écarteurs sont placés pour permettre de voir le point que l'on va attaquer.

Cette attaque se fait avec un gros ciseau courbe de 3 centimètres et demi de circonférence de bas en haut et d'arrière en avant, au ras de l'os iliaque. Lorsque le ciseau a pénétré de 2 centimètres environ, un deuxième ciseau courbe de même dimension attaque le cal à l'opposé, de haut en bas, marchant à la rencontre du premier. Lorsque le deuxième ciseau a progressé lui aussi de 2 centimètres, les deux ciseaux sont retirés et un troisième ciseau courbe à grande courbure attaque le cal d'arrière en avant, il rejoint bientôt les 2 premières sections et à ce moment quelques pesées exercées sur le membre amènent la rupture des quelques brides qui le retenaient dans son attitude vicieuse et permettent l'extension.

Alors le chirurgien luxe la tête ainsi libérée et la façonne, enlevant environ 1/2 centimètre d'os sur tout le pourtour de sa surface. La résection orthopédique de l'ankylose est ainsi terminée et la cavité cotyloïde étant évidée et régularisée, la tête est remise en place.

On procède alors au 2ᵉ temps de l'opération, c'est-à-dire à l'ostéotomie oblique suivant la méthode que nous avons décrite, ce qui se fait sans incident.

Nettoyage et drainage de la plaie, fermeture avec les fils profonds et superficiels.

Pansement ouaté et extension d'Hennequin.

Le 11 août, 1ᵉʳ pansement, ablation des fils et du drain, aucune trace de suppuration.

Depuis ce moment, le traitement est conduit comme nous l'avons dit plus haut, l'extension est faite d'une façon progressive sans incident, sauf une petite escarre au talon. La malade a été mise sur les coussins pour obtenir l'hyperextension de l'articulation, mais à toutes ces manœuvres elle se prêtait mal et sous ce rapport toute cette partie du traitement laisse fort à désirer.

Examinée le 15 décembre, c'est-à-dire 4 mois et demi après son opération, le résultat est le suivant :

Mensurations :

1° De l'épine iliaque A. S. à l'interligne articulaire du genou :
    Côté sain. 43
    Côté malade. 39

2° Du grand trochanter à l'interligne articulaire du genou :
    Côté sain. 41
    Côté malade. 39

3° Du grand trochanter à la malléole externe :
    Côté sain. . . . . · . . 73
    Côté malade. 71
    Différence de longueur des tibias. .   2

preuve de troubles trophiques profonds dans tout le membre malade.

La courbure lombaire étant corrigée, le pied est à 15 centimètres du sol, ce qui réalise un bénéfice de 14 centimètres sur la position primitive. (Voir planche IV.)

La malade étant couchée, pour mettre le bassin en bonne position, le membre inférieur fait avec le plan du lit un angle de 30° environ et en adduction croise la direction de l'autre membre suivant un angle de 15° environ. Scoliose insignifiante. Adduction encore très accusée. Mouvements très peu marqués. Atrophie considérable du membre en totalité, des os et des muscles. Troubles de circulation en côté du pied.

La malade marche en équinisme forcé et doit se servir d'une chaussure surélevée de 7 centimètres.

Observation III.

Germaine D..., couturière, 23 ans, entre à l'hôpital Saint-Louis, le 17 décembre 1897.

A l'âge de 5 ans, la malade tombe assise dans un escalier de cave. Elle se relève sans souffrir mais est prise pendant la nuit suivante d'une vive douleur de la hanche droite qui la force à garder le lit. On porte le diagnostic de coxalgie et l'enfant entre à l'hôpital Trousseau où elle est soignée pendant 2 années par l'extension continue.

Elle en sort marchant avec des béquilles qu'elle conserve pendant 8 ans, c'est-à-dire jusqu'à l'âge de 15 ans, où elle commence à marcher sans soutien, avec une chaussure orthopédique.

C'est pendant cette période que s'est constituée peu à peu l'extrême flexion de la cuisse sur le bassin que présente la malade à l'heure actuelle, mais elle ne peut donner à cet égard de détails précis. Depuis lors, sa marche est relativement facile, elle ne souffre pas et sa boiterie, quoique très forte, la gêne assez peu.

Envoyée dans le service de M. Nélaton, on constate à son entrée les particularités suivantes : le membre inférieur droit dans son ensemble est considérablement atrophié tant en longueur qu'en diamètre. Debout, la malade n'arrive à toucher le sol que grâce à une ensellure, énorme, en mettant son pied en équinisme forcé et en inclinant tout son bassin de ce côté. La marche sans chaussure est, d'ailleurs, presque impossible tant est grand le raccourcissement.

La palpation de la hanche révèle une fixité considérable de l'articulation et même l'immobilité de la tête fémorale luxée dans la fosse iliaque externe. Le grand trochanter est très au-dessus de la ligne de Nélaton-Roser.

Le membre dans son ensemble présente donc la déformation classique de l'ankylose vicieuse en flexion et adduction avec saillie globuleuse de la fesse, asymétrie du pli fessier, atrophie musculaire, et rétraction tendineuse considérable, particulièrement du côté des adducteurs.

L'articulation du genou présente une certaine laxité, on peut lui imprimer des mouvements de latéralité. Le bassin est très incliné vers le membre malade. La colonne vertébrale présente outre l'ensellure énorme, un certain degré de scoliose et une cyphose cervico-dorsale accusée, due à un *ancien mal de Pott cervico-dorsal* guéri.

Le thorax diminué de hauteur présente une voussure antérieure considérable, conséquence du mal de Pott.

La malade étant tenue debout sur le membre sain, en corrigeant l'ensellure, ce qui amène la cuisse à angle droit sur le bassin, le pied droit reste à 35 centimètres (raccourcissement réel). (Voir fig. V.)

Mensurations des os :

Fémur sain. . . . . 42°ᵐ, 6
   — malade. 39   3
Tibia sain. 33   »
   — malade. 32   »
Péroné sain. 34   5
   — malade. 33   3

Ce qui fait sensiblement un raccourcissement de 4°ᵐ,5 pour l'ensemble du membre malade considéré dans son squelette.

Les 11 centimètres de raccourcissement restant devant être considérés sur le membre en place comme imputables : 1° à l'ascension du grand trochanter dans la fosse iliaque ; 2° à la flexion de la cuisse sur le bassin.

Opération, le 17 décembre 1897. — Anesthésie au chloroforme.

Avant d'opérer, on constate une fois de plus qu'il n'y a aucune mobilité du fémur sur le bassin et que, par conséquent, il y a ankylose osseuse complète.

Incision curviligne de 20 centimètres environ, embrassant dans sa concavité le grand trochanter ; on tombe dans l'interstice du fascia lata et du moyen fessier respectivement réclinés en avant et en arrière. On incise les parties molles et l'on arrive ainsi sur le col du fémur et sur ce qui reste de la tête fémorale ankylosée. Après avoir bien dégagé toute la région en divisant les fibres musculo-aponévrotiques fixées à l'os et en découvrant l'os lui-

même au moyen de la rugine, on se trouve en présence d'une
fusion osseuse complète unissant intimement le fémur à la fosse
iliaque externe, rendant méconnaissables les anciennes surfaces
articulaires et composée d'un tissu éburné extrêmement épais et
dense. La section osseuse est amorcée en dedans du grand trochanter, c'est-à-dire en un point correspondant au col fémoral
déformé.

On dirige le ciseau en bas et en dedans de façon à simplement désinsérer le fémur du bassin. On se sert pour cela de différents modèles d'ostéotomes et en particulier de l'ostéotome
large de 4 centimètres.

Cette section est extrêmement laborieuse. On est obligé de
s'y reprendre à plusieurs reprises pour la terminer, à cause de la
dureté et de l'épaisseur de l'os en cet endroit, en raison de la
difficulté qu'on éprouve à bien orienter les incisions dans une région aussi déformée.

Quelques coins osseux sont enlevés afin d'aider à la libération
complète des deux os. Après quoi on imprime au membre inférieur des mouvements de flexion, d'abduction et de rotation qui
rompent des fibres aponévrotiques et musculaires et provoquent
la parfaite indépendance des fragments. Quelques parcelles osseuses sont encore réséquées pour permettre le jeu facile du
fémur sur le bassin et le membre est redressé.

Ayant ainsi répondu à la première indication, c'est-à-dire au
redressement, il restait à faire une ostéotomie oblique pour répondre à l'indication allongement.

Mais les manœuvres précédentes, assez prolongées, ayant occasionné une notable perte de sang, on décide d'en rester là et
la plaie est fermée au moyen de fils profonds et superficiels après
avoir placé deux gros drains l'un en bas et en avant, l'autre au
sommet de la courbe de l'incision. L'appareil à extension d'Hennequin est ensuite appliqué et la malade reportée dans son lit.

Dans la journée on remarque que le sang a traversé le pansement comme s'il continuait à couler en abondance. La malade d'ailleurs est pâle, mal réveillée encore, son pouls est petit et fuyant.

En présence de ces indications, le pansement est levé, les pièces extérieures souillées sont enlevées puis remplacées par d'autres après avoir eu soin d'interposer entre elles et la gaze iodoformée laissée au contact de la plaie quelques éponges plates aseptiques. Une légère compression est exercée par des bandes et l'on remonte la malade avec du champagne, du Todd et une injection sous-cutanée de 5oo grammes de sérum artificiel.

A partir de ce moment aucun accident à signaler, sauf quelques jours de fièvre occasionnée par une constipation opiniâtre, car à aucun moment il n'y eut du côté de la plaie le moindre accident inflammatoire.

Les drains sont enlevés le sixième jour et la cicatrisation se fait sans accident, elle est parfaite le 20 janvier.

L'extension est commencée avec 3 kilogrammes et on l'élève progressivement jusqu'à 5. Mais à partir de là, la malade accusant de violentes douleurs du genou, surtout la nuit, on est obligé de ne pas augmenter la traction. D'ailleurs, il existe sur le bord inférieur de la rotule une petite escarre et l'on ne pouvait sans danger augmenter la pression sur ce point.

Le 20 janvier, on permet à la malade de s'asseoir sur son lit, ce qu'elle peut facilement faire grâce à la mobilité de sa nouvelle articulation. D'ailleurs, très intelligente et très docile, la malade se prête parfaitement à tout ce qu'on lui demande, et de jour en jour elle augmente l'étendue de ses mouvements.

Le 25 janvier, l'ensellure persistant un peu, on cherche à faire de l'hyperextension en plaçant la malade sur un coussin de crin en forme de pupitre, de façon que le siège repose sur la partie la plus élevée, le reste du corps restant étendu sur le plan incliné vers la tête du lit. On tire ainsi plus efficacement sur les puissances fléchissantes de l'articulation et l'on complète sa mobilisation.

Le 15 février, l'ensellure a presque complètement disparu, la région trochantérienne n'est plus douloureuse, la cuisse a engraissé, on ne sent plus de rétraction tendineuse exagérée et, si l'on imprime des mouvements à la cuisse, on voit que le pied se porte alternativement et très facilement dans la rotation interne et la rotation externe et que la cuisse se fléchit sur le bassin suivant un angle de 3o à 4o degrés environ. A partir de ce point le bassin est entraîné.

La malade se lève d'ailleurs depuis une quinzaine de jours pour n'être remise à l'extension que pendant la nuit et quelques heures de la journée. Elle marche avec des béquilles sans difficulté, mais ce n'est qu'en équinisme forcé qu'elle pose son pied à terre.

C'est dans cet état que la malade sort de l'hôpital dans les premiers jours de mars, munie d'une chaussure surélevée de 5 centimètres. (Voir planche VI.)

Revue le 15 juin 1898, la mensuration du membre donne les résultats suivants :

1° De l'épine iliaque A. S. à la malléole externe :

Côté sain. . . . . 77 centimètres 5
— malade. . . . . . . 70 —

2° Mensurations des os :

Fémur sain.. . . . . . . 42 centimètres 6
— malade.. . . . . 3g —

3° De l'épine iliaque A. S. à la plante du pied.

Côté sain. . . . . . . 83 centimètres
— malade. . . . . . 78 —

La malade marche facilement sans canne et sans la moindre fatigue. Les mouvements de flexion et d'extension existent de même que les mouvements de rotation.

Le tendon du couturier est tendu, les adducteurs au contraire sont souples. La malade étant couchée il subsiste de l'ensellure et de l'abaissement de l'épine iliaque antéro-supérieure. La flexion paraît d'ailleurs s'être accentuée.

La malade étant debout, pour corriger l'ensellure, il faut mettre le membre inférieur à peu près à 45° avec l'horizon. Dans cette position la plante du pied est à 22 centimètres du sol au lieu de 35 centimètres (position primitive); on a donc gagné environ 13 centimètres de raccourcissement réel.

Il est bon d'ajouter que l'ensellure qui subsiste doit être attribuée en grande partie au mal de Pott dorsal.

Rien à noter du côté de la cicatrice qui est souple et indolore.

En fin de compte la malade est enchantée de son sort et fait bon marché de son raccourcissement. Il faudrait cependant le corriger par l'ostéotomie oblique si on voulait faire disparaître l'ensellure et obtenir un résultat vraiment satisfaisant.

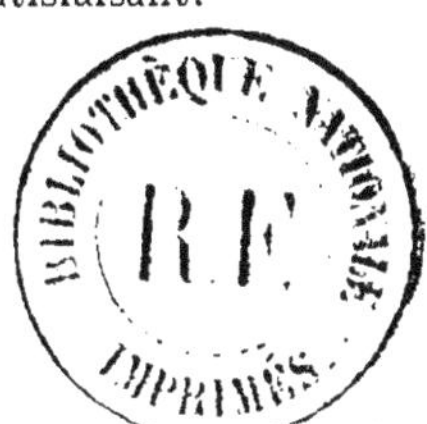

CONCLUSIONS

1° Les procédés employés couramment pour le redressement des ankyloses vicieuses de la hanche restent insuffisants et incomplets lorsqu'il s'agit d'ankyloses très serrées existant chez les sujets adultes ou chez les adolescents ;

2° Pour ces cas, il y a lieu de faire la résection orthopédique de la hanche, combinée à l'ostéotomie oblique sous-trochantérienne du fémur ;

3° Cette double opération sera de préférence pratiquée en 2 temps séparés par un intervalle de 2 ou 3 mois ;

4° Si pour des raisons de convenances le malade ne peut se soumettre à la méthode de choix ainsi comprise, on pourra pratiquer l'opération dans une seule séance ;

5° Dans ce dernier cas il est à craindre que le résultat satisfaisant au double point de vue du redressement et de l'allongement reste insuffisant en ce qui concerne la mobilité.

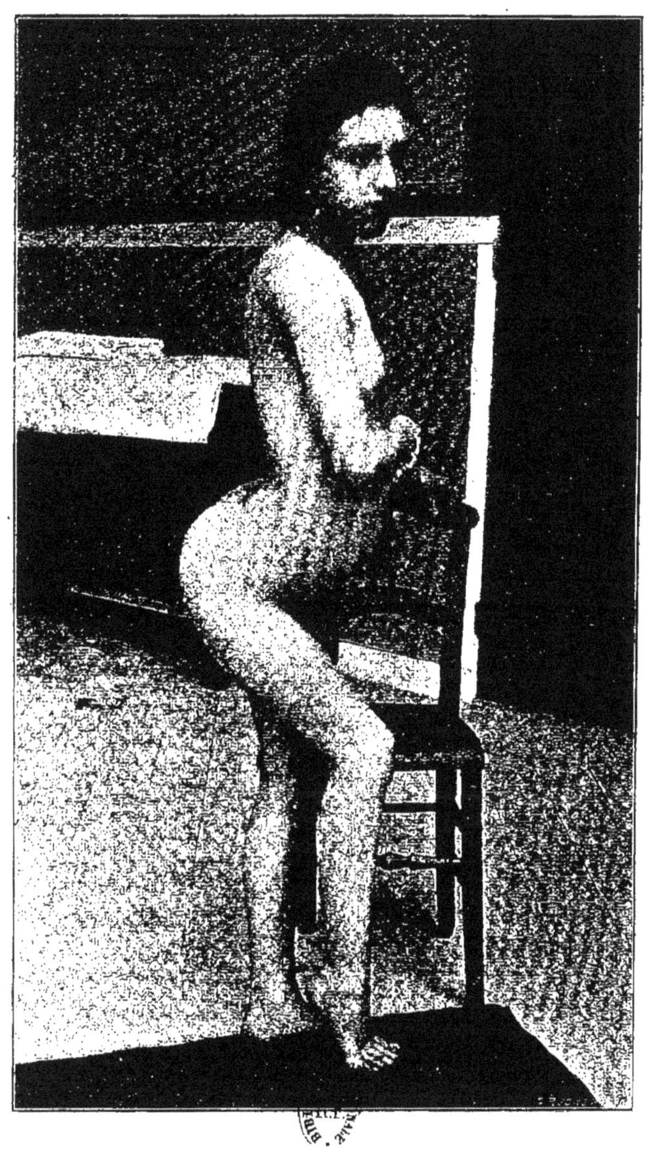

Georges Carré et C. Naud, Éditeurs, Paris.

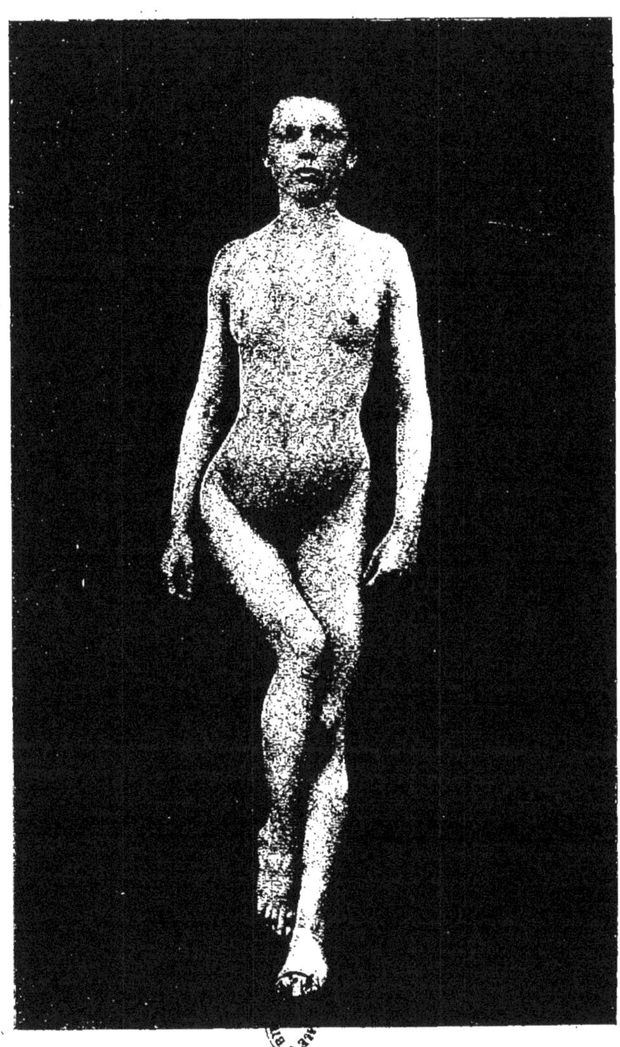

Georges CARRÉ ET C. NAUD, Éditeurs, PARIS.

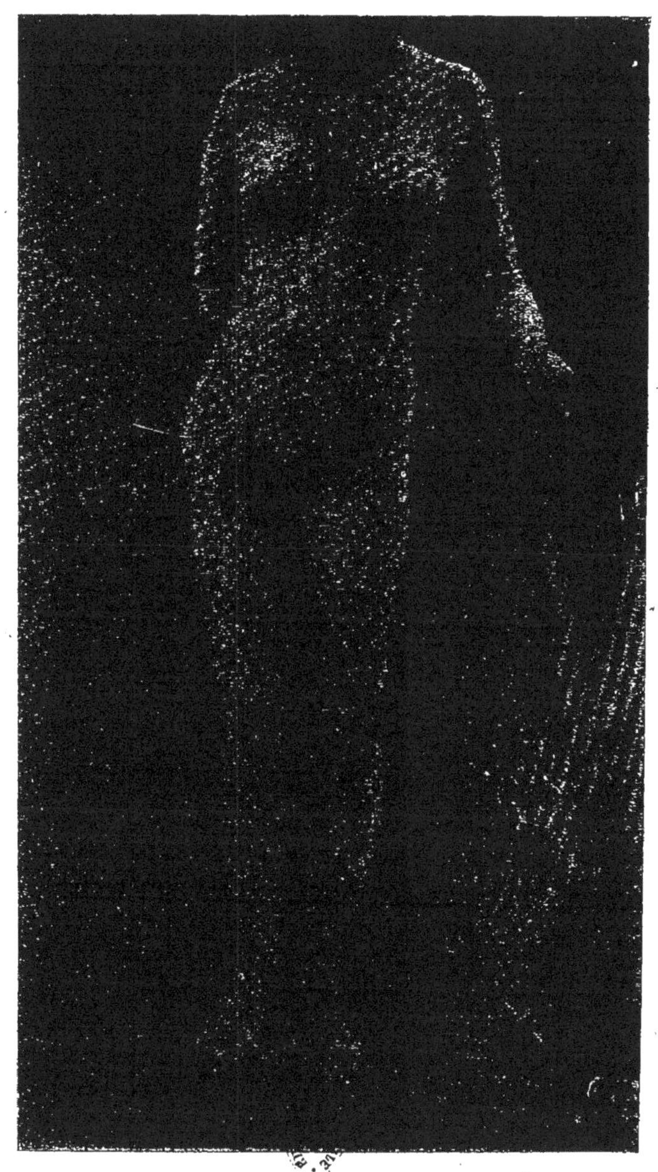

Georges CARRÉ et C. NAUD, Éditeurs, PARIS.

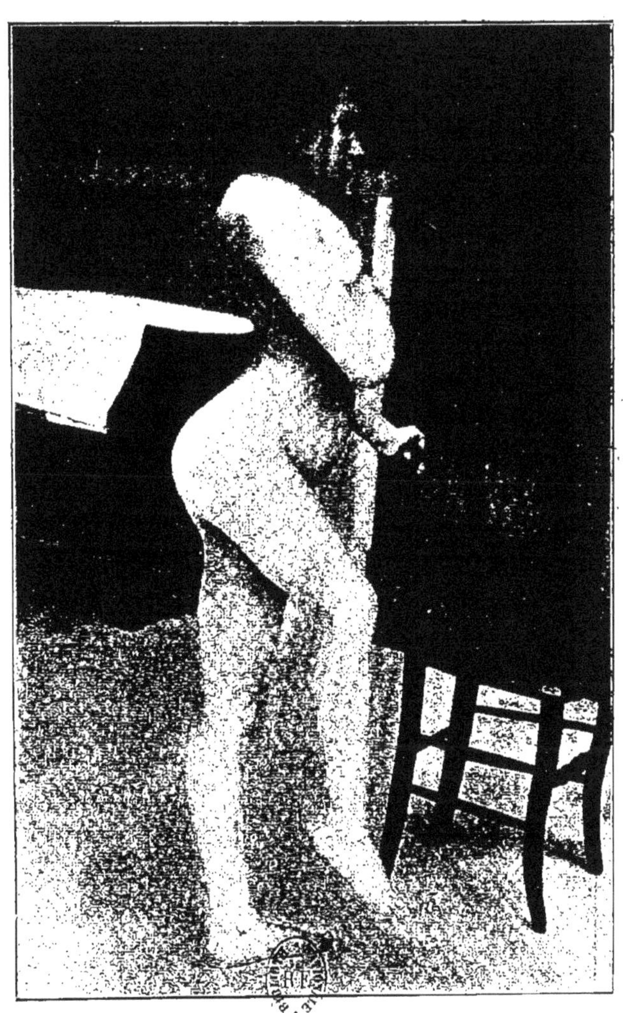

Georges CARRÉ ET C. NAUD, Éditeurs, PARIS.

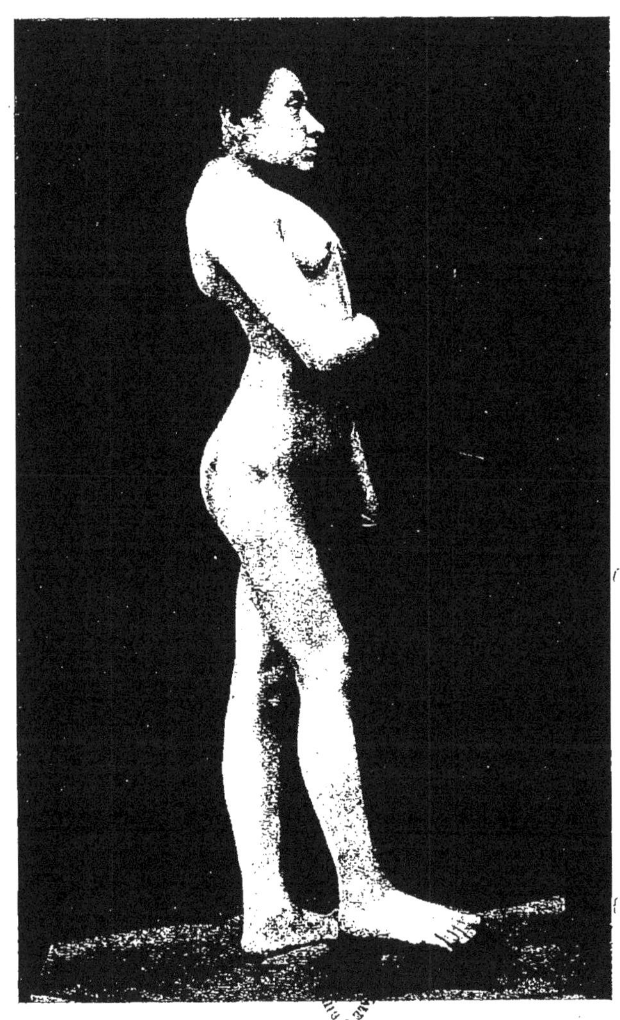

TABLE DES MATIÈRES

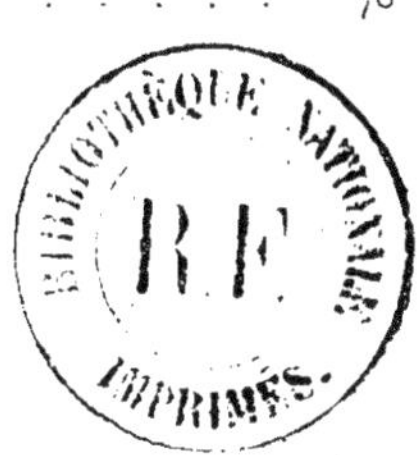

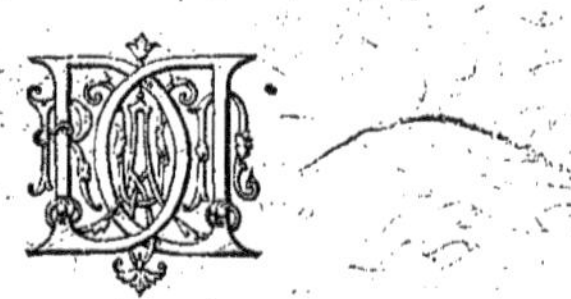

CHARTRES. — IMPRIMERIE DURAND, RUE FULBERT